専門医が教える！

腎機能を守る食べ方・運動・生活習慣

赤羽もりクリニック院長 森 維久郎 監修

ナツメ社

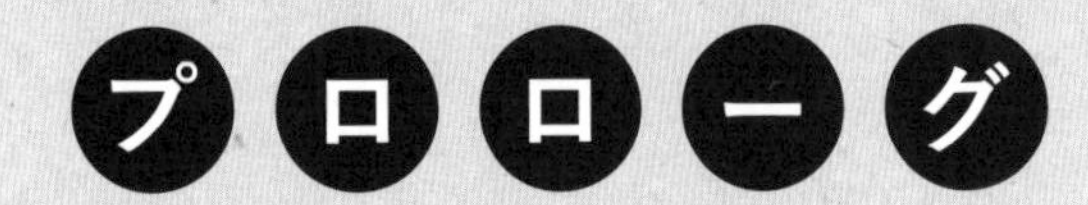

プロローグ

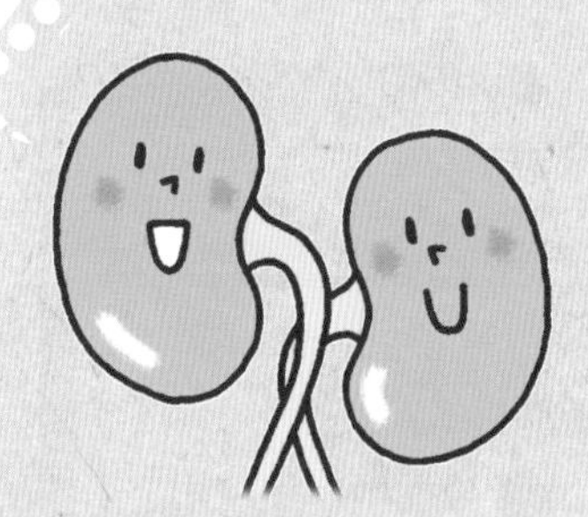

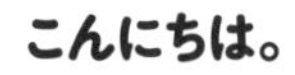

こんにちは。
赤羽もりクリニック
院長の森 維久郎です。
みなさんは、腎臓に何か心配事があって、この本を手に取ってくださったのだと思います。
不安ですよね。
でも、ボクたちは多くの腎臓病の患者さんの相談にのってきましたので、ご安心ください。本書をとおして、ボクたちの知っている知識をもれなくお伝えします。

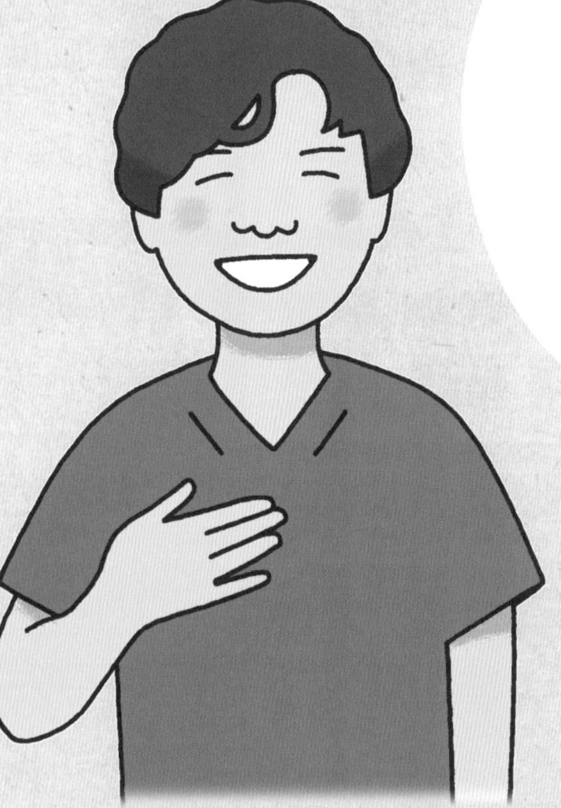

こんにちは。
管理栄養士の
大城戸です。

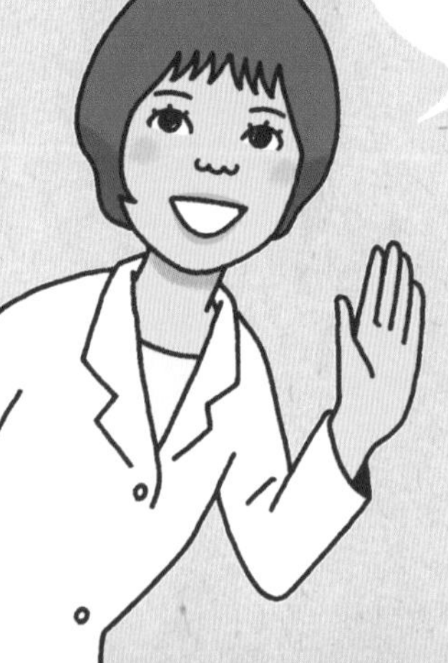

ところで、みなさんは、腎臓について、どんなことを知っていますか。

腎臓はご存じの通り、尿をつくるところです。さらに、血液をきれいにしたり、ホルモンを分泌したり、とても働き者です。

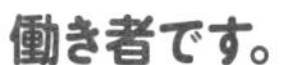

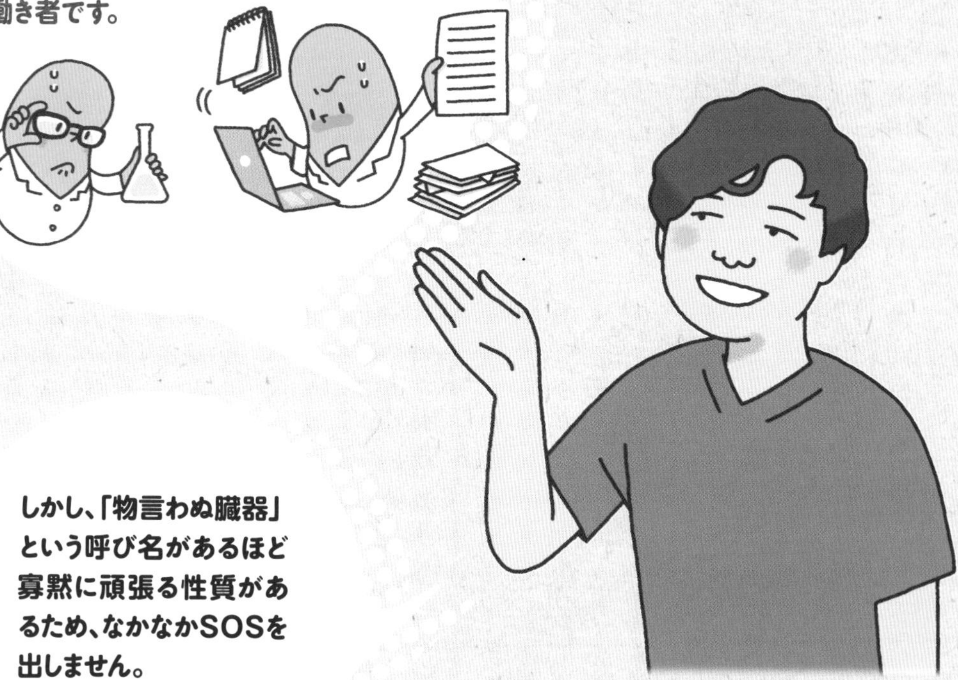

しかし、「物言わぬ臓器」という呼び名があるほど寡黙に頑張る性質があるため、なかなかSOSを出しません。

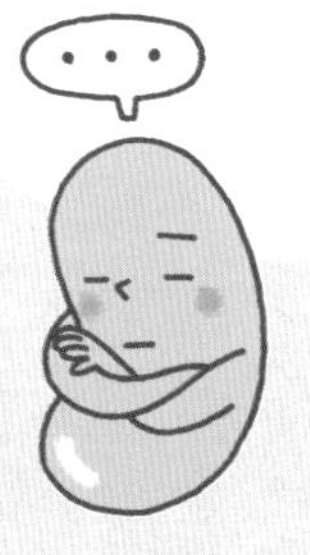

それゆえ、一度低下した腎機能を回復させるのは、かなり難しいのです。

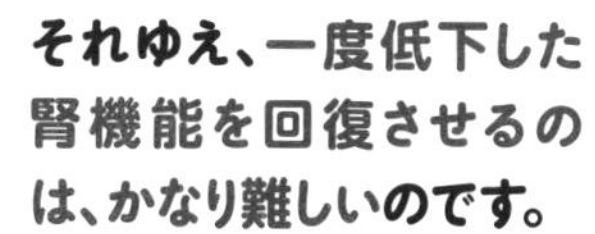

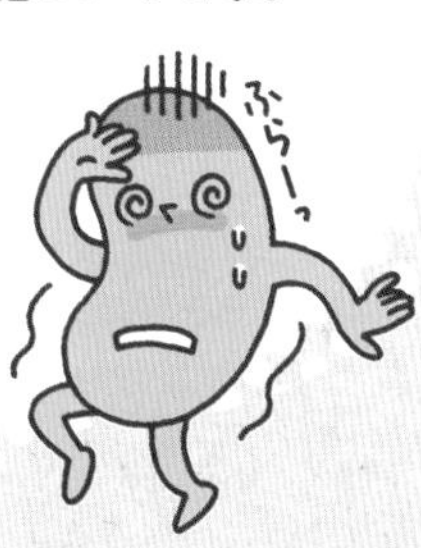

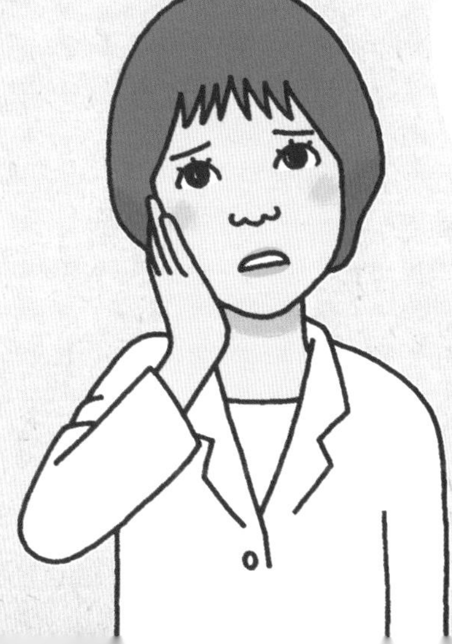

でも、だいじょうぶ。腎機能を守る手はあります！
それは、「今ある腎臓を大事にし、腎機能低下の進行を遅らせる」こと。具体的には、「食事（食べ方）」を見直し、「運動」を取り入れ、「生活習慣」を改めることです。

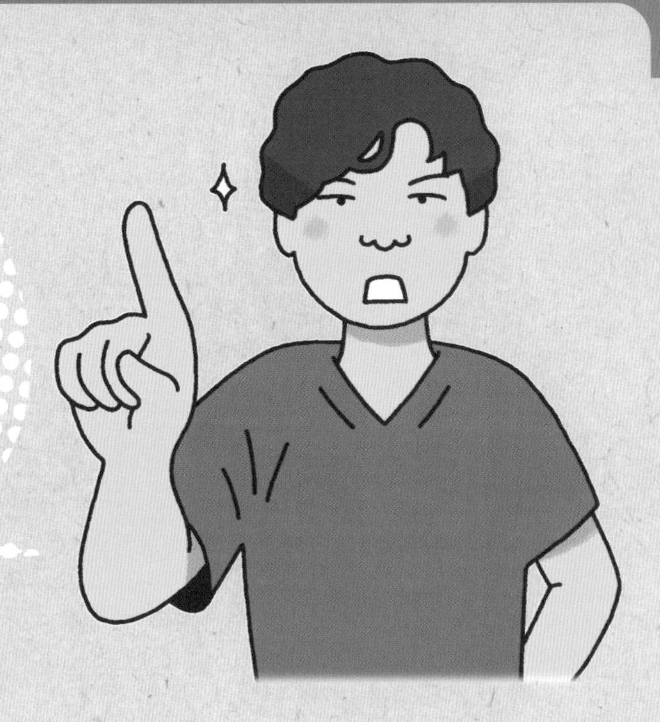

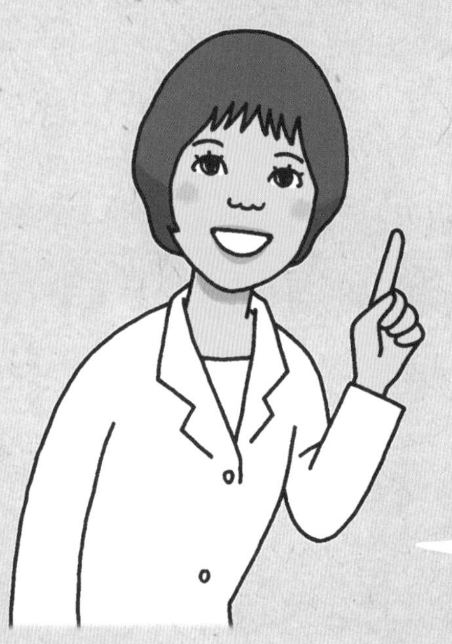

なかでも食事療法は、腎臓にかかる負担をダイレクトに軽減できるため、とても有効な方法です。
食事療法と聞くと、「味気ない料理を食べなければならない」「好きなものが食べられなくなる」など、ネガティブなイメージをおもちの方が多いですが、そんなことはないですよ。

ふん ふん

本書では、まず、慢性腎臓病や検査、診断、治療についてご説明します（第1章、第2章）。

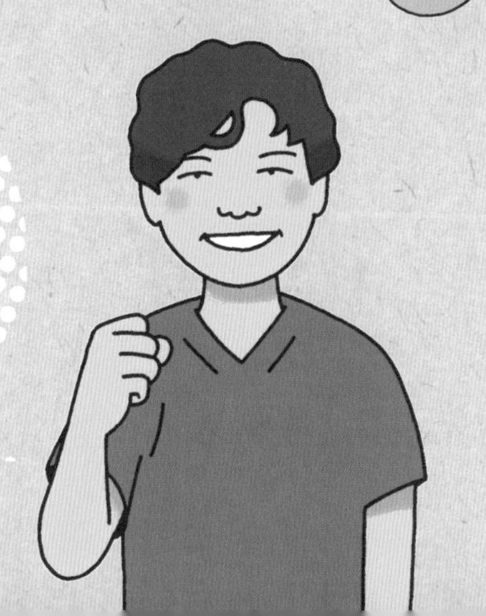

次に腎臓病の食事療法の柱になる、食塩、タンパク質、エネルギー量の調整のしかた、さらにカリウムやリンの上手なとり方、コンビニ食材で作れるおかず、外食時のメニューの選び方など、幅広くご紹介していきます（第3章、第4章）。

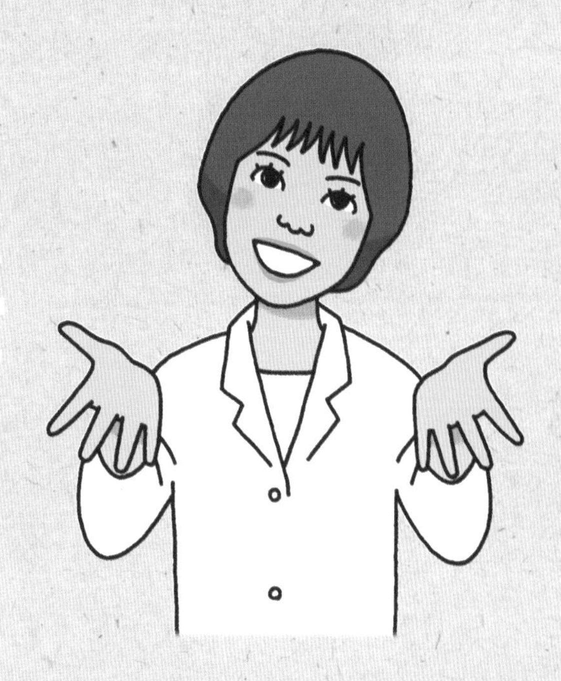

さらに、手軽な運動（第5章）や日常生活で気をつけたいこと（第6章）もお伝えします。

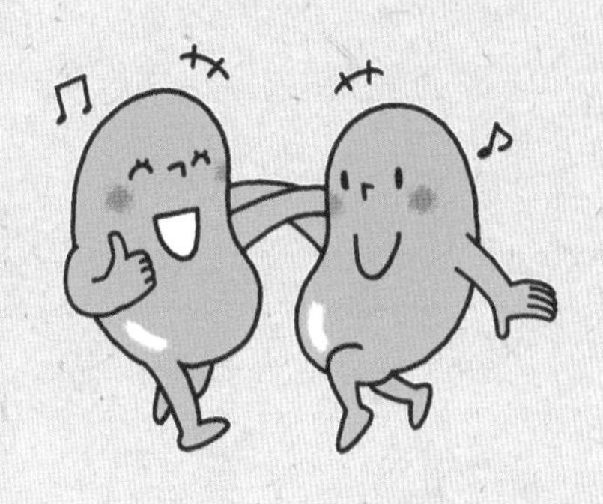

ぜひこれらのノウハウを活用し、今ある腎臓と上手にお付き合いしていきましょう。そして、自分らしく生き、人生を楽しみましょう！

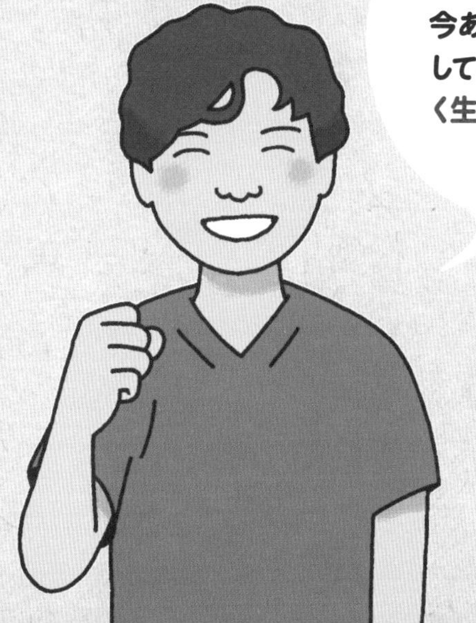

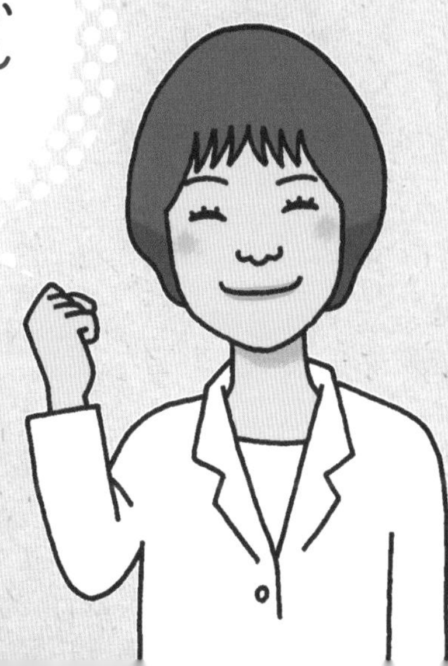

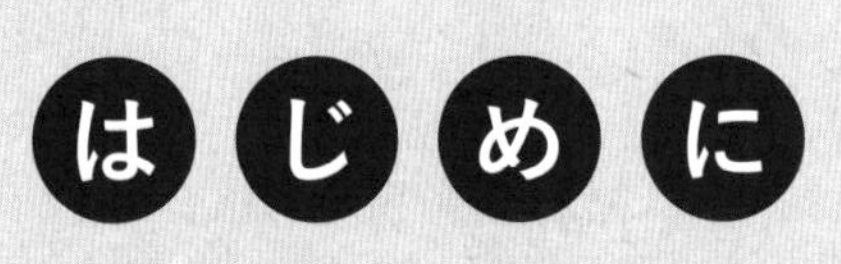

基本的な情報をおさえることこそ、病気とうまく共存できるカギに

こんにちは、腎臓専門医の森 維久郎と申します。
東京の赤羽という街で、腎臓病の重症化予防をコンセプトにした全国的にも珍しいクリニックを運営しています。2020年の開院から4年経ち、年間2000人以上の新患を含む延べ1万6000件以上の診療を行っております。

私がよく耳にするのは、「医療機関を受診しているが、日常生活の細かなアドバイスまで聞くことがなかなかできない」という、患者さんの声です。

腎臓病の治療は、適切な投薬だけでなく、患者さん自身の生活習慣や食事管理が重要です。そのため理想を言えば、我々だけでなく全ての腎臓専門医が、腎臓病の生活習慣の細部にわたる指導を行うのが望ましいと思っています。

しかし、日本においては腎臓専門医の数は少なく、1300万人もの腎臓病患者さんを診療しながら、生活習慣の細かな指導を行うことは難しいのが実情です。

そのようなこともあり、医療機関で提供できる情報とみなさまに必要な情報のギャップを埋めたいという課題を解決するため、この本を出版することになりました。みなさまのご参考になればと思っております。

本書をご一読いただくにあたり、みなさまにお願いがあります。

本書では基本を大切にし、キャッチーさにあえて迎合しないようにしているため、目新しい情報は少ないと感じる方もいらっしゃるかもしれません。しかし、この「目新しくない情報こそ大切」です。ですから、この基本的な情報を「復習」だと思って、必ず目を通していただきたいのです。

私が気になっているのは（これは腎臓病の患者さんに限りませんが）、どこかで拾ってきた目新しい情報にばかり目が向き、基本がまったくおさえられていない方が、結構いらっしゃるということです。そのような方は、基本がおさえられていないから、いろいろな情報に翻弄されて、精神的に疲弊してしまうように感じられます。反対に基本的な情報をしっかりおさえられている方は、病気に対する理解が深く、そして自分で自分の身体を理解しているので、最終的には病気とうまくつきあっていらっしゃるように感じます。

本書が、みなさまの日々の腎臓病の治療のお役に立てることができれば、これほどうれしいことはありません。

赤羽もりクリニック
院長　森 維久郎

目次

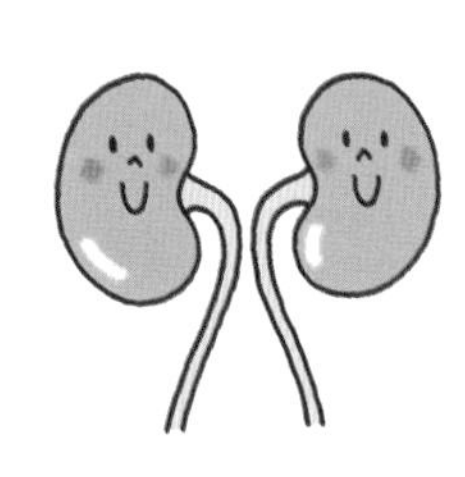

第1章 腎臓と慢性腎臓病

第2章 慢性腎臓病の検査、診断、治療

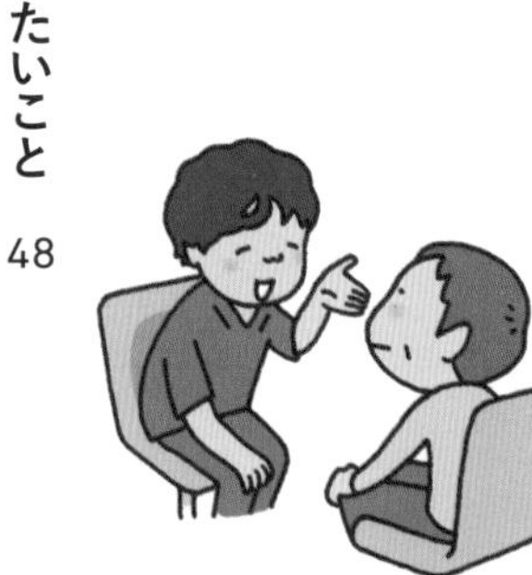

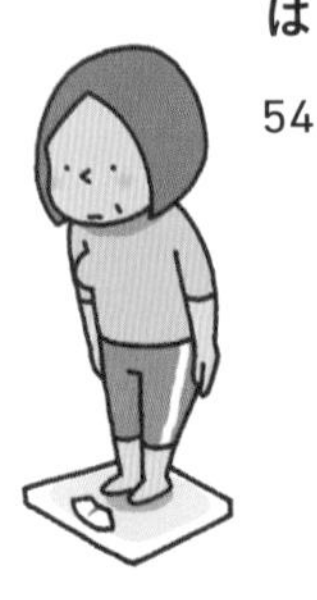

第3章 腎臓を守る食べ方の基本

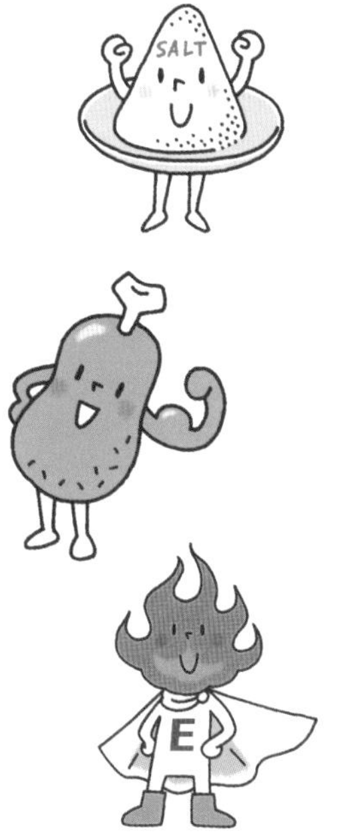

第4章 もり式 食事療法がラクになるテクニック

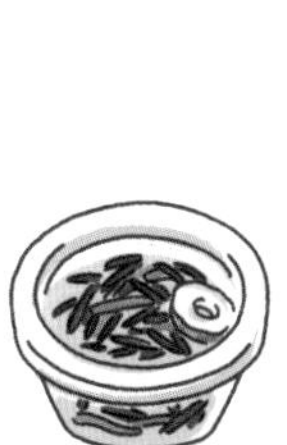
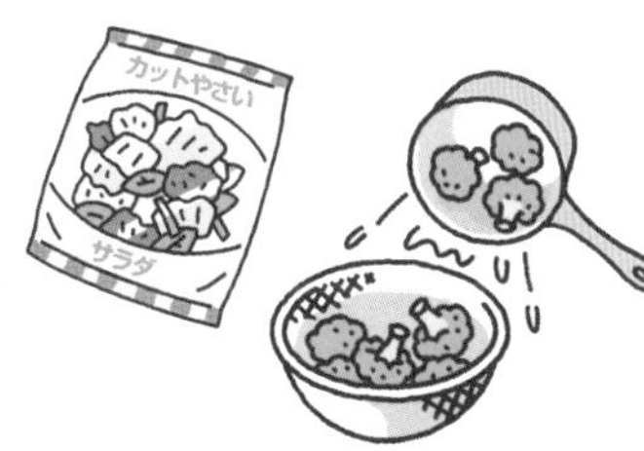

第5章 もり式 自宅でできるエクササイズ

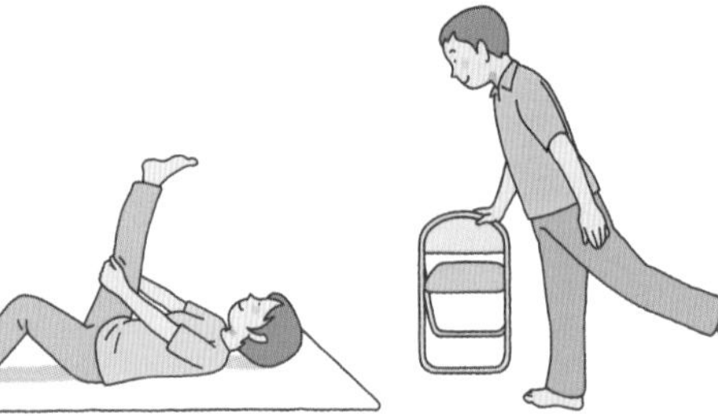

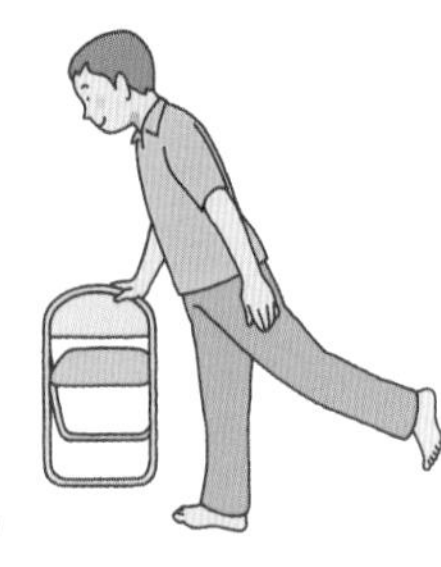

第6章 腎臓にやさしい生活習慣

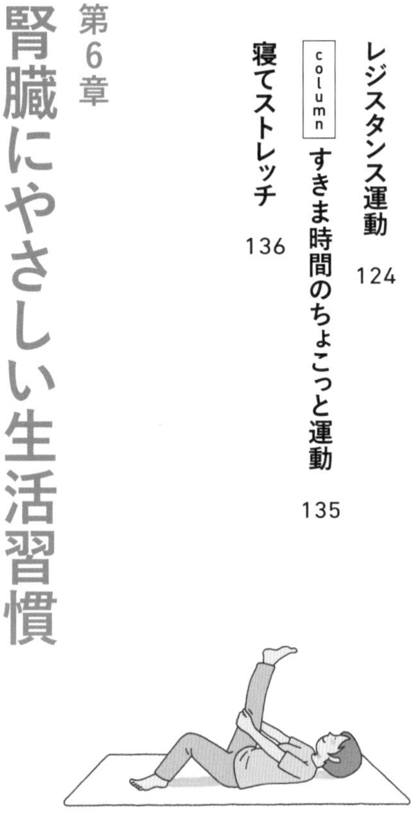

主な食品・食材の栄養成分一覧

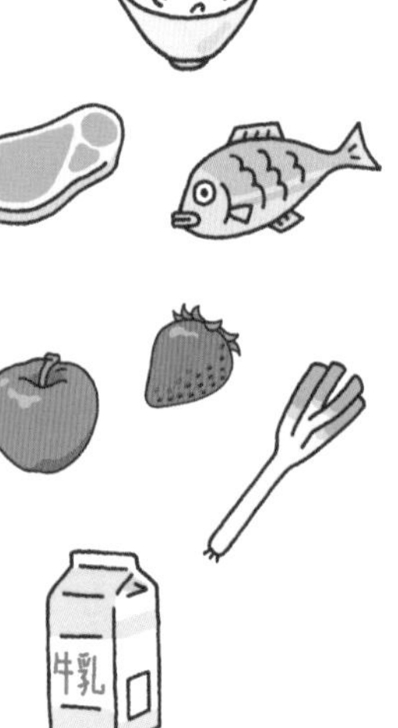

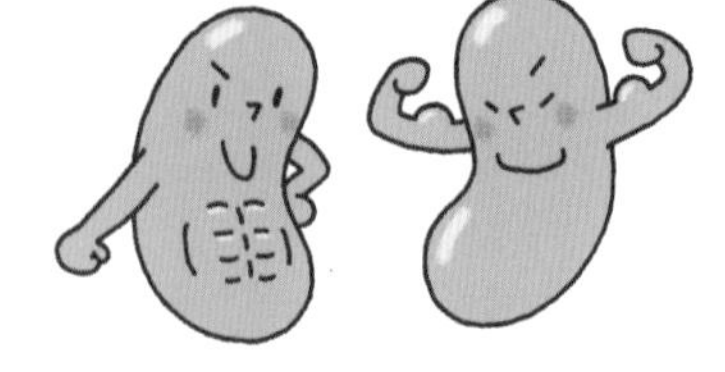

staff
本文デザイン・DTP　岡田恵理子
イラスト　小野寺美恵
執筆協力　諸井まみ
校正　夢の本棚社
写真　PIXTA
編集協力　花澤靖子（スリーシーズン）
編集担当　田丸智子（ナツメ出版企画株式会社）

第1章

腎臓と慢性腎臓病

腎機能について気になることがあったら、まずは腎臓の働きや構造について確認することが大切です。同時に、慢性腎臓病の基本的な知識もおさえておきましょう。

腎臓の位置と構造をチェック

腎臓の大きさは握りこぶし大。背骨を挟んで左右に1つずつある

みなさん、腎臓は体のどこにあるかわかりますか？　胃や腸などと比べると、ちょっとわかりにくいかもしれません。**腎臓があるのは背中側で、腰より少し上。背骨を挟んで左右に1つずつあります。**筋肉や脂肪があるため直接確認することはできませんが、腎臓はこのあたりにあるのかな？　と想像しながら、さすってみてください。

大きさは大人の握りこぶしくらいで、重さは120～160g。形はそら豆に似ていますが、そら豆のようにひとつの塊ではありません。**腎臓は「ネフロン」と呼ばれる器官の集合体で、その数は左右合わせて約200万個。**それぞれが独立して働いています。

腎臓は必要なものをため、不要なものを捨てる臓器

ネフロンは、主に毛細血管が球状にからまった「**糸球体**（しきゅうたい）」と、**そこから伸びていく「尿細管**（にょうさいかん）」で成り立っています。腎臓には体中を巡る血液の約4分の1量が流れていきますが、**糸球体はフィルターの役割。**血液中に含まれる尿素といった体に害を及ぼす老廃物をろ過して取り除き、血液をきれいにして全身へ戻します。

取り除かれた老廃物は尿のもとである「原尿」になり、尿細管へ。尿細管は水分、アミノ酸、ブドウ糖、ミネラル、ビタミンといった体に必要な成分を再吸収して血液中に届け、残りを尿として排出させます。つまり、**腎臓は「必要なものをため、不要なものを捨てる臓器」**なのです。

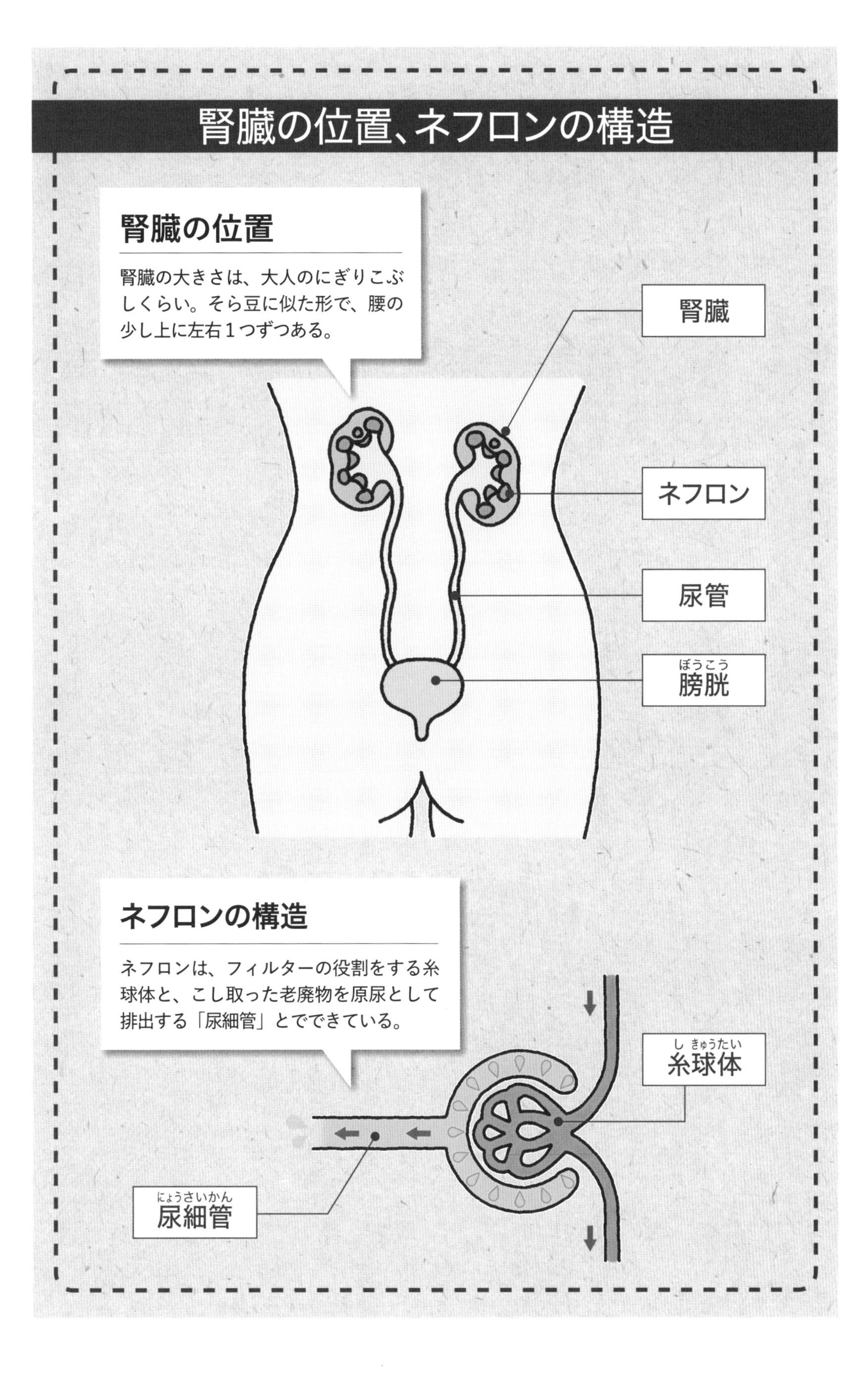
腎臓の位置、ネフロンの構造
腎臓の位置
腎臓の大きさは、大人のにぎりこぶしくらい。そら豆に似た形で、腰の少し上に左右１つずつある。
腎臓
ネフロン
尿管
膀胱
ネフロンの構造
ネフロンは、フィルターの役割をする糸球体と、こし取った老廃物を原尿として排出する「尿細管」とでできている。
糸球体
尿細管

腎臓の役割（働き）をチェック

腎臓の重要な役割は、血液をきれいにし、尿を出すこと

腎臓は「必要なものをため、不要なものを捨てる臓器」とお伝えしました。その**役割は大きく4つ**にまとめることができます。

まず、最大の役割は、「**血液をきれいにする**」こと。血液は酸素、栄養成分など、体に必要なものを体中に届ける重要な役目を担っています。老廃物を取り除いてきれいにし、血液を守ることは、腎臓のもっとも重要な働きです。

次に、「**尿をつくって出す**」こと。不要なものが尿として排出されないと、体に害を及ぼす老廃物が体内に蓄積されてしまうことになります。これが体にとっていいわけはありませんから、「出す」ことも、とても重要な働きです。

各臓器と連絡を取り合い、体に必要な成分のバランスを調整

続いての働きは、「**必要な成分のバランスを調整すること**」。水分やミネラルといった成分は体に不可欠なものですが、適切な量が決まっていて、多くても少なくても不調の原因となります。そこで腎臓がこれらの調整の一端を担うことで、成分のバランスを調整しています。

ちなみに、尿細管（にょうさいかん）は、これらの成分が必要かどうかを、勝手に判断しているわけではありません。「カルシウムは足りている？　補充しようか？」「水分やミネラルが余っているなら、捨てておくよ」など、**各臓器と連絡を取り合って調整**しています。いわば、ネットワークのようなものを築いていると考えられます。

血液にかかわるホルモンを分泌。さらに、ビタミンDを生成する役割も

もうひとつ重要な役割が、「ホルモンを分泌する」こと。腎臓は、血圧の調整や造血にかかわるレニンなどのホルモンを分泌しています（16ページ）。

さらにつけ加えれば、体液の量を調整するホルモンを分解したり、カルシウムの吸収を促す活性型ビタミンDを生成したりする役割もあります。

このように、腎臓の役割は多岐に渡り、私たちが健康に生きる力を支えてくれています。腎臓をいたわることは誰にとっても必要なことなのです。

腎臓内部の血液の流れ

腎臓は、心臓から送り出された血液をろ過して老廃物を取り除き、きれいになった血液を心臓に戻す。老廃物は原尿として尿細管へ送られ、必要な栄養素や水分を再吸収した後、尿として排出される。

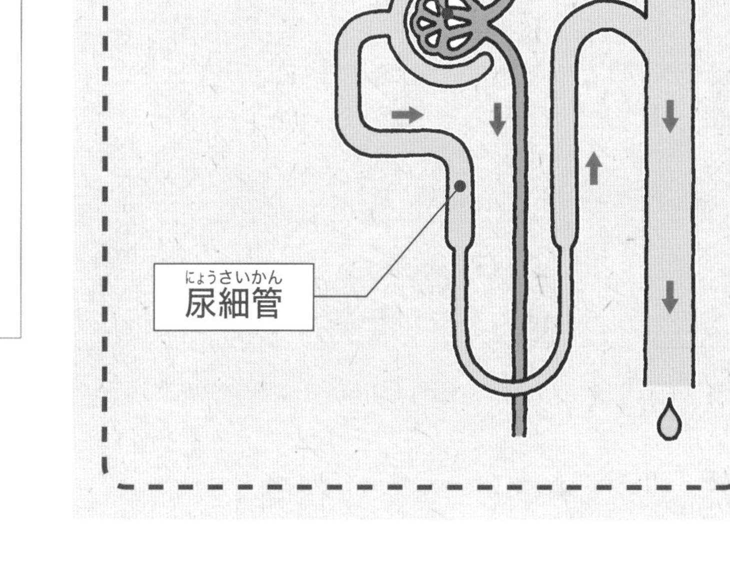

糸球体（しきゅうたい）
尿細管（にょうさいかん）

腎臓がしっかり働くおかげで、わたしたちの血液はきれいに保たれています。

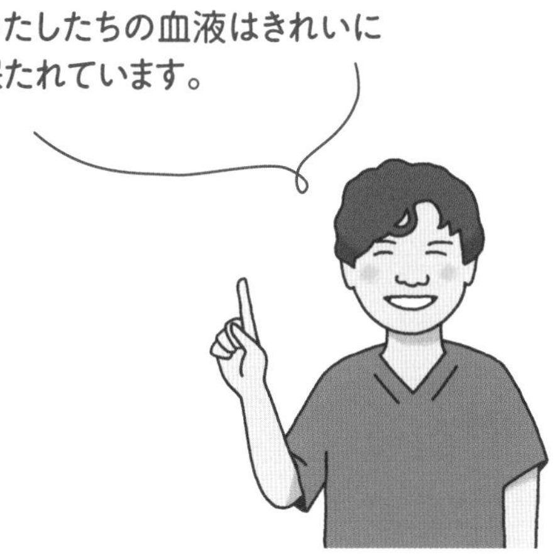

知っておきたい

糸球体がつくる尿の量

糸球体が1日につくる原尿は約150ℓにもなります。そのうち、尿として排出されるのは平均で約1.5ℓ。99%ほどが尿細管で再吸収されます。

腎臓の主な役割

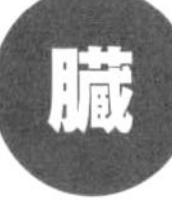
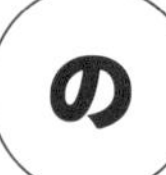
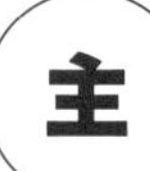
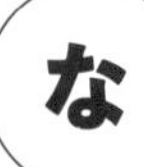

尿をつくって出す

老廃物など不要なものから原尿をつくって尿細管へ送る。そこから必要な栄養分や水分を再吸収し、尿として体の外に排出する。

血液をきれいにする

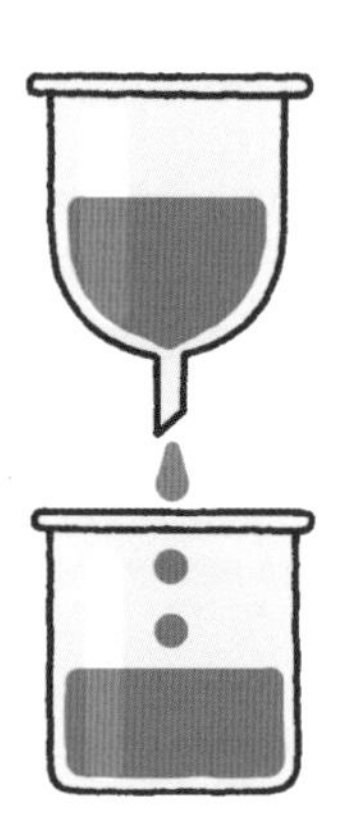

心臓から送り込まれた血液の中から、尿素などの体に害を及ぼす不要な老廃物を取り除き、血液をきれいにする。

ホルモンを分泌する

血圧の調整にかかわるレニンや、造血にかかわるエリスロポエチンなどのホルモンを分泌する。レニンは血圧を調整し、エリスロポエチンは造血をサポートする役割がある。

ミネラルをコントロールする

水分量や血圧の調整、筋肉の収縮などがスムーズに行われるように、血液中のナトリウムやカリウム、カルシウム、マグネシウム、リンなどのミネラルの量をコントロールする。

必要な成分のバランスを調整する

尿細管で体に必要な水分を再吸収し、体内の水分などの体液を調整。適切な量に保つ。ちなみに体の水分量は新生児がもっとも多く、年を重ねるにつれ、減少する。

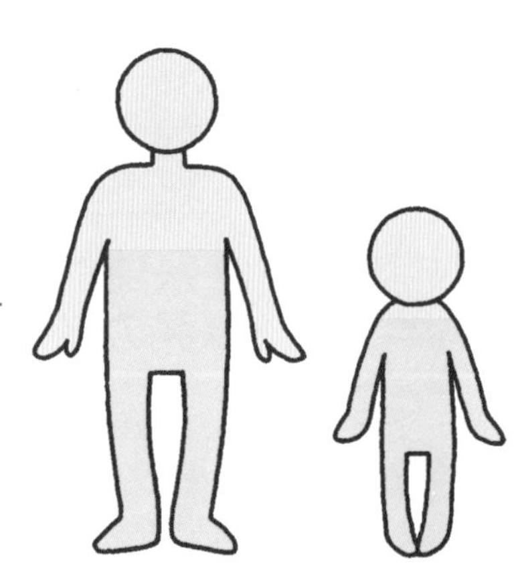

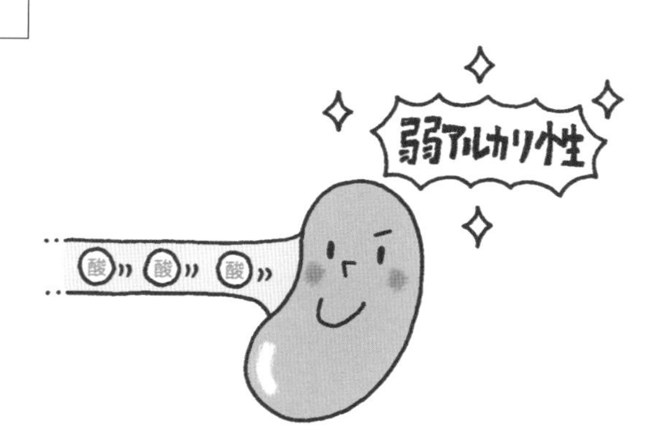

pHを調整する

健康な体液のpHは弱アルカリ性だが、栄養をとると代謝によって酸がつくられる。腎臓は、この酸を排出させ、弱アルカリ性をキープする。

筋肉の萎縮を防ぐ

メカニズムはさまざまだが、筋肉を萎縮させる可能性がある尿毒素を排出。筋肉や筋力を維持する。

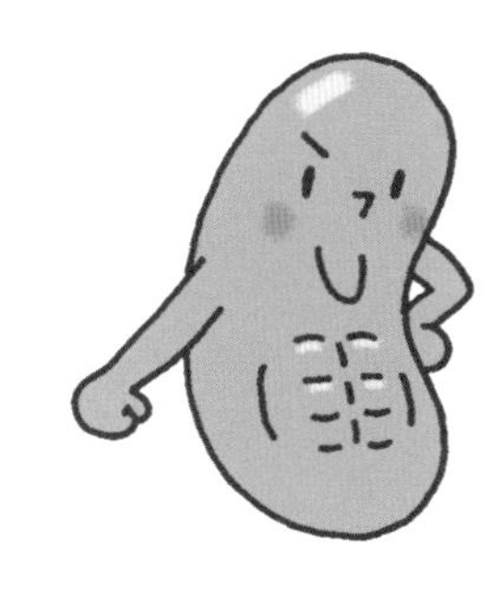

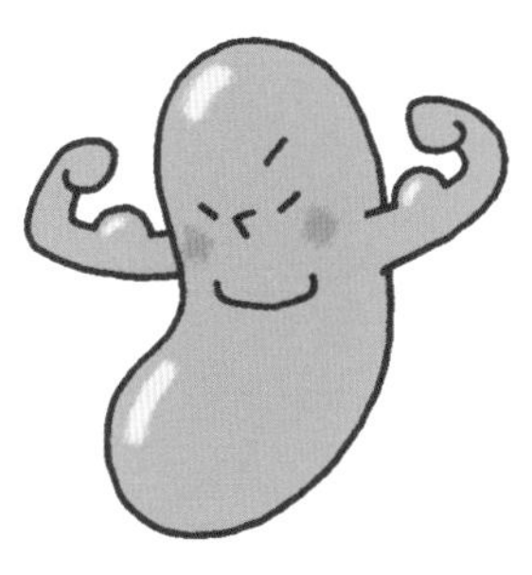

インスリンの濃度を調整する

インスリンは血糖値を下げるホルモンだが、血液中のインスリンの濃度が上がるとさまざまな不調の原因に。腎臓は血液中の余分なインスリンを分解し、排出させる。

活性型ビタミンDを生成し、カルシウムの沈着をサポートする

健康な骨に欠かせないカルシウム。腎臓は活性型ビタミンDを生成し、カルシウムが骨に吸着し、沈着するのを促し、骨を強くする。

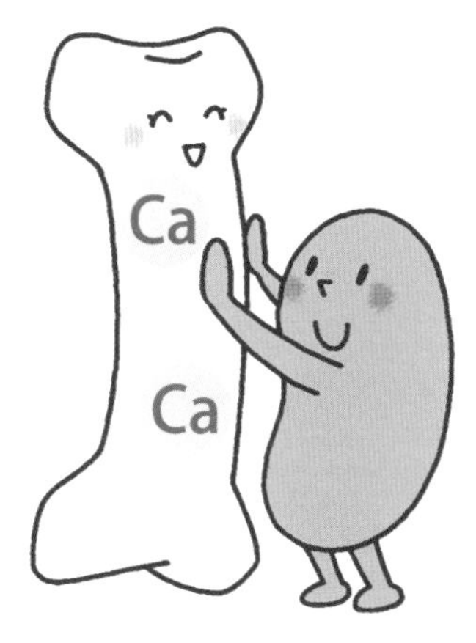

慢性腎臓病（CKD）って、どんな病気？

慢性腎臓病は、全身疾患につながるとても怖い病気

慢性腎臓病（CKD=Chronic Kidney Disease）とは、腎臓の機能が慢性的に低下した状態をいいます。つまり、血液をきれいにする、尿をつくって出す、必要な成分のバランスを調整する、血圧や造血にかんするホルモンをつくるといった腎臓の大切な役割が十分に果たせない状態になっています。

検査は、血液検査と尿検査が行われ、腎機能の低下が3か月以上続くと、慢性腎臓病と診断されます（32ページ）。

慢性腎臓病の怖いところは、合併症を引き起こす恐れがあること。合併症については、24ページで説明しますが、心臓病や高カリウム血症などがあります。

「慢性腎臓病（CKD）」とは、腎臓が悪くなる病気をまとめた総称

慢性腎臓病は特定の病気を表す名前ではなく、慢性的に腎臓が悪くなる病気をまとめた総称です。代表的な病気は、糖尿病性腎症、糸球体腎炎、腎硬化症などが挙げられます。それぞれの原因は異なりますが、進行すると腎機能が低下して、腎不全に至る点は同じです。

わかりやすくするために、ひとまとめにして「慢性腎臓病（CKD）」と呼ばれるようになりましたが、これにより患者が合算され、日本腎臓学会によれば現在の患者数は約1330万人。これは成人約8人に1人が相当し、国民病ともいえます。慢性疾患ですから、多くの場合は長年の生活習慣などが積み重なった結果、あるタイミングで発覚します。

一度低下した機能はもとに戻らない。今ある腎臓を守ることが大切

問題は、腎臓が「物言わぬ臓器」であること。胃もたれや便秘といった自覚症状で不調を訴えてくる胃腸とは違い、なかなかＳＯＳを出さないのです。そのため、病気として発覚したころにはある程度進行し、一度機能が低下した腎臓がもとに戻ることはありません。また、そのまま進行すれば、腎臓移植、人工透析に至ってしまうケースもあります。

だからといってあきらめる必要はありません。進行させることなく、現在の腎臓を守っていくことはできるからです。その結果、罹患する前より健康寿命をのばせる可能性は少なくありません。そのためにはまず、慢性腎臓病を理解し、その対処法を知ることが大切です。

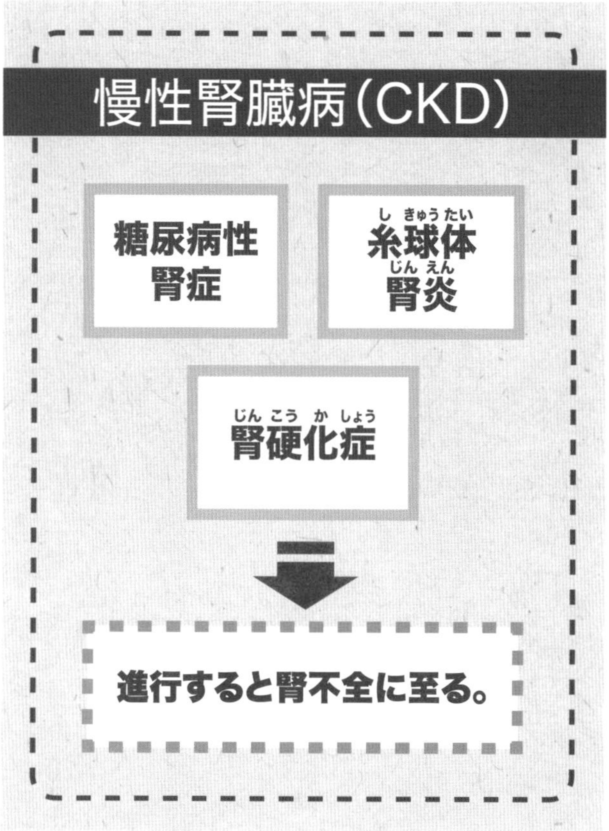

慢性腎臓病（CKD）

- 糖尿病性腎症
- 糸球体腎炎
- 腎硬化症

↓

進行すると腎不全に至る。

慢性腎臓病（CKD）は長い時間をかけて、腎機能が衰えますが、短期間で腎機能が悪化する「急性腎障害」という病気もあります。
急性腎障害は、数時間から数日で急に腎機能が低下し、尿が出なくなる、倦怠感などが起こる場合も。原因を突き止めて治療をすれば、回復する可能性があるので、迅速に対処することが大切です。

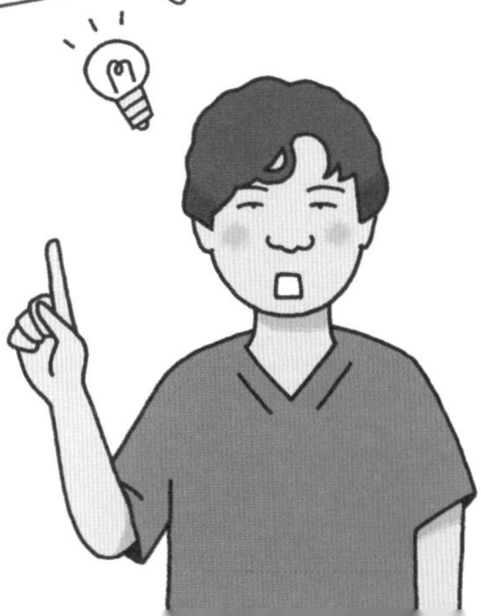

慢性腎臓病（CKD）を引き起こす主な原因

原因は多岐にわたり、複合的なケースも多い

慢性腎臓病（ＣＫＤ）とは腎臓の機能が低下した状態ですが、その原因は多岐に渡ります。また、複数の原因が重なって起こるケースもよく見られます。

まず、大きな原因になるのが、糖尿病や高血圧、動脈硬化、脂質異常症といった生活習慣病です。糖尿病による高血糖状態、高血圧や脂質異常症による動脈硬化の状態が続くと、血管はダメージを受けます。そのダメージは腎臓の働きを担う糸球体にも及ぶため、長い年月をかけて腎臓の機能が低下してしまうのです。

腎臓の機能が低下すれば生活習慣病のリスクが高まり、さらに腎臓の機能が低下するという悪循環に陥ります。ちなみに、この生活習慣病を誘因するのが、糖質や塩分、脂質過多の食生活や喫煙といった生活習慣です。これに加え、最近では、睡眠不足やストレス、歯周病、運動不足、摂取した薬やサプリとの関連が指摘されています。

加齢や免疫の病気遺伝性の場合もある

腎臓の機能を支えるネフロンの数は、加齢によって減少します。生活習慣病を誘因する生活習慣が重なることで、腎臓へのダメージはさらに大きくなる可能性が高くなります。

なお、腎臓の機能が低下する原因には、ＩgＡ腎症などの免疫の病気、多発性嚢胞腎といった遺伝性の病気、そして先天的な腎臓の形の異常などもあります。これらの原因は検査によって判別でき、対処法はそれぞれ異なります。

慢性腎臓病を引き起こす主な原因

- 糖尿病、高血圧、動脈硬化、脂質異常症などの生活習慣病
- 加齢
- IgA腎症（アイジーエーじんしょう）などの免疫の病気
- 多発性嚢胞腎（たはつせいのうほうじん）などの遺伝性の病気
- 先天的な腎臓の形の異常

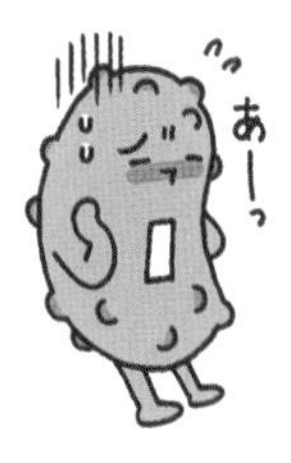

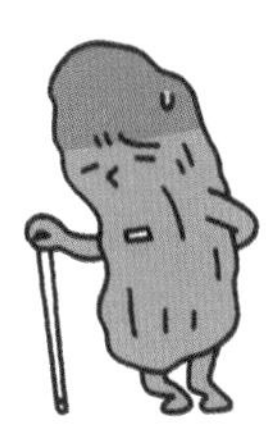

治療の方向性を示せるのは、主治医や専門医です。くれぐれも、自己流で突っ走らないようにしましょう！

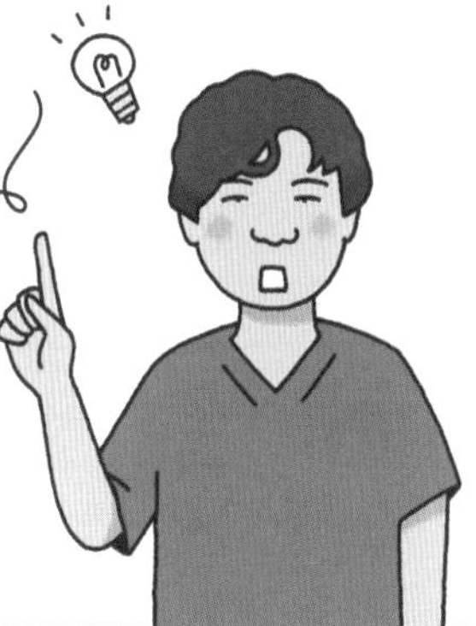

知っておきたい

生活習慣病の予防法は、正しい食生活と適度な運動

慢性腎臓病の最大の原因は、生活習慣病。であれば、生活習慣病を予防することが不可欠です。健康診断などでも指導があるように、普段から、正しい食生活と適度な運動を心がけましょう。

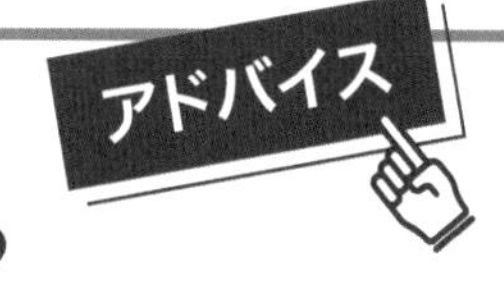

治療は一律ではない。専門医のもと、原因にあった治療に取り組もう

CKDの治療に限りませんが、治療は、原因にあった方法を選択することが大切です。たとえば、CKDの原因が糖尿病であれば、まずは糖尿病の治療を行います。この場合、食事療法も視野に入るでしょう。

しかし、CKDの原因が加齢の場合、食事療法より、体力を維持する治療法が選択されます。なぜなら、高齢者の場合、食事療法で筋肉がやせ細ったり、摂取カロリーが足りなくなったりすると、フレイルになる恐れがあるからです。

病気が疑われると、早く治したいという焦りから、どうしても、流行やネット情報などに頼ってしまう人が少なくありません。しかし、自己流の治療を行った結果、さらに症状が悪化することもあります。これでは、本末転倒です。

繰り返しになりますが、治療は自己流でなく、専門医の指示のもとで行うようにしましょう。

腎機能が低下すると起こる主な症状

むくみやだるさ、筋肉と筋力の減少など代表的な自覚症状は9つ

「物言わぬ臓器」である腎臓は、機能が低下してもなかなかSOSを出しません。それでも腎機能の低下が進行して我慢の限界を超えると、自覚症状が現れます。ここでは、主な症状とその理由を簡単に説明しましょう。

主な自覚症状は、①むくみ、②だるさ、③筋肉と筋力の減少、④頻尿、⑤骨折しやすくなる、⑥血圧が上がる、⑦尿が泡立つ、⑧腸内のバランスが崩れる、⑨貧血の9つです。

まず、尿が十分に排出できず、加えて体内の水分調整がうまくいかないと余分な水分がたまり、体がむくみます。

尿が排出できないと老廃物（尿毒素）が体に残るので体がだるくなり、筋肉が萎縮して筋肉と筋力が衰えます。

次に、尿の濃縮の力が低下するため、尿の量が増えて頻尿になります。

骨を強くする活性型ビタミンDの生成が減れば、骨がもろくなり、骨折しやすくなります。

さらに、血圧を維持するホルモン、レニンの分泌に異常が起き、また、血液中の水分やナトリウム量が調整できなくなるので、血圧が上がります。

また、フィルター機能にエラーが起きると、誤ってタンパク質が排出され、尿が泡立ちます。

そして、メカニズムはまだ不明ですが、腸内のバランスが崩れて便秘になりがちです。

最後に、造血ホルモンのエリスロポエチンが不足すると貧血になります。これについての詳細は、26ページで説明します。

腎機能が衰えると、こんな症状が！

❶むくむ

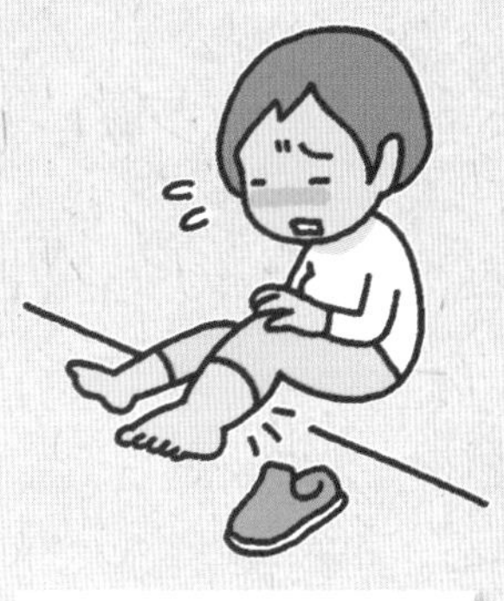

❷いつもだるい

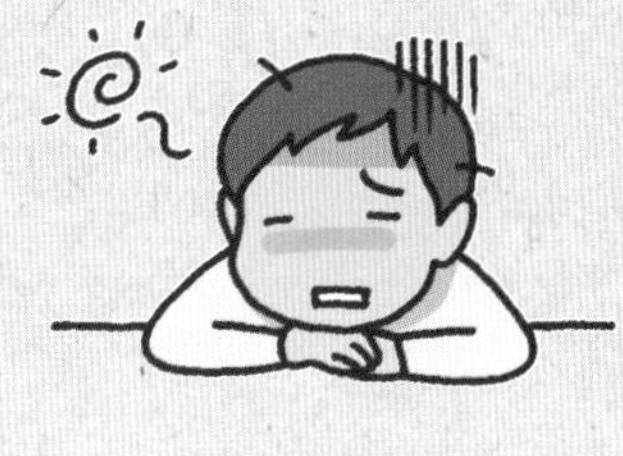

❸筋肉と筋力が減少する

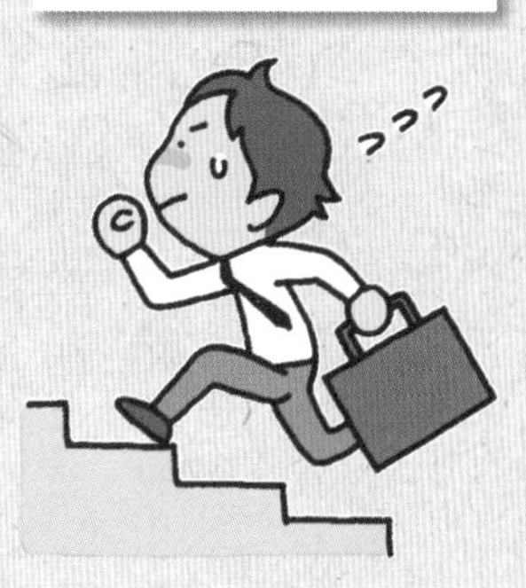

❹トイレが近い（頻尿に）

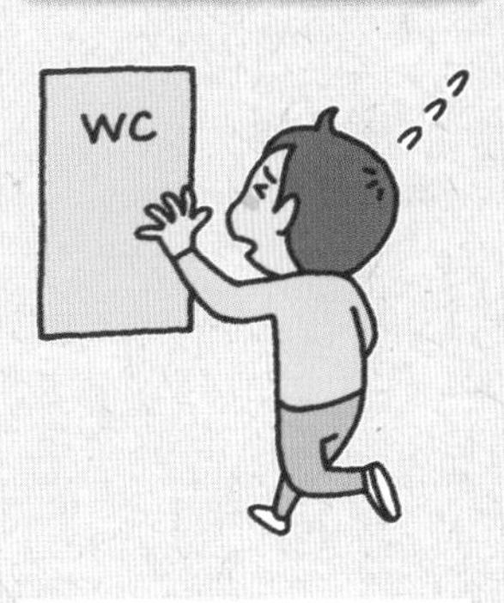

❺骨折しやすい

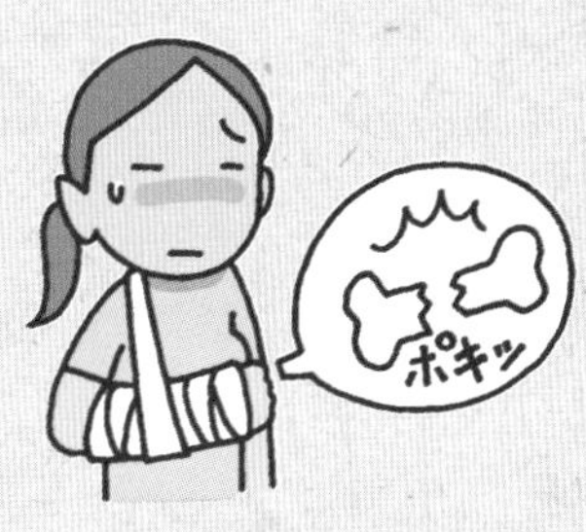

❻血圧が上がる

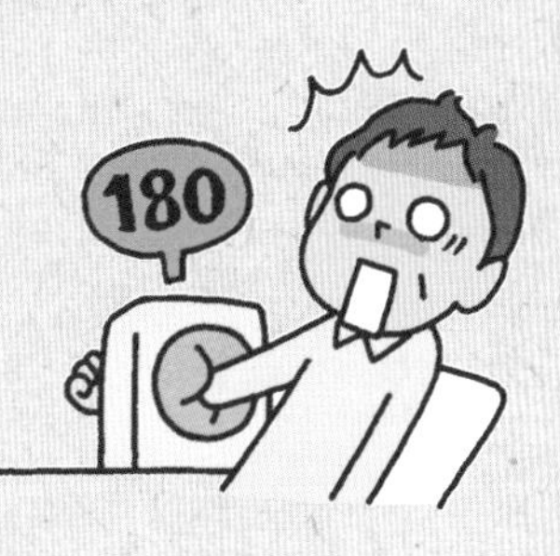

❼尿が泡立つ

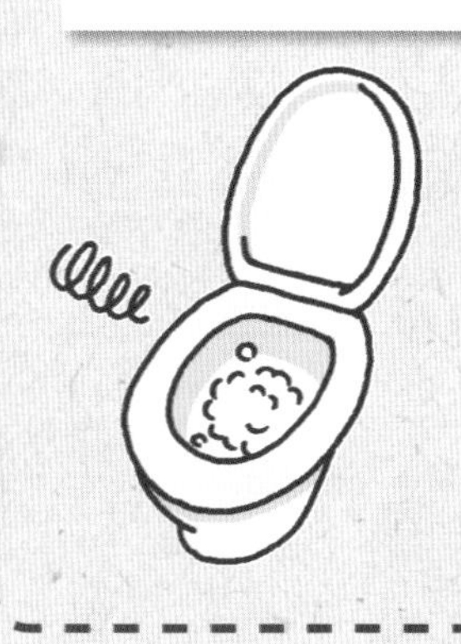

❽腸内のバランスが崩れる

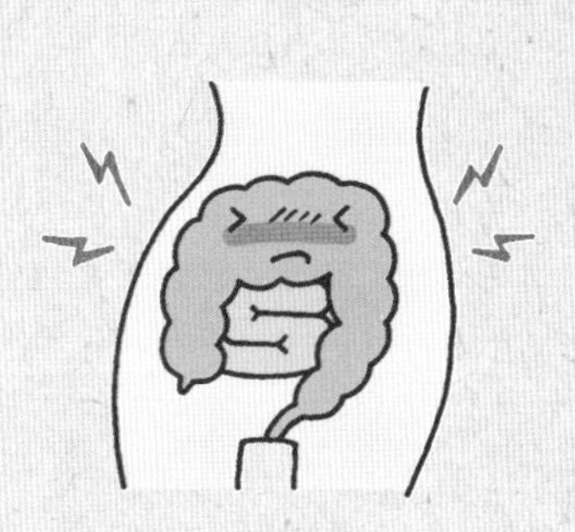

❾貧血

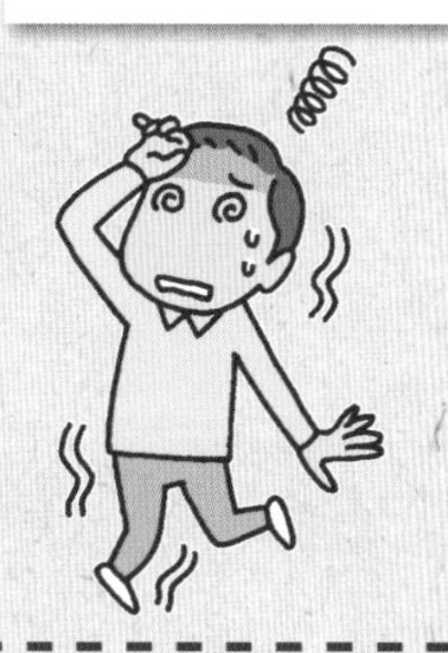

慢性腎臓病（CKD）が引き起こす代表的な合併症

腎臓の機能が低下すると体中に影響が広がる

腎臓病は全身疾患につながるとても怖い病気だとお伝えしました（18ページ）。実際、腎臓病に罹ると、さまざまな合併症を引き起こします。そして、腎臓の機能が低下した影響は、自覚症状が現れないうちから体中に広がっています。つまり、腎臓病だけでなく、それらの合併症への対策も必要になってくるのです。正しく理解して適切にケアするために、特に気をつけたい合併症を知っておきましょう。

心臓病、高カリウム血症…。重症化すると死に至る合併症もある

合併症の1つ目が、心臓病。腎臓が悪いと心臓、心臓が悪いと腎臓も悪くなるという「心腎連関（しんじんれんかん）」と呼ばれる関係性があります。そのメカニズムはさまざまですが、心臓から血液がうまく送り出されずに腎血流が低下したり、腎臓から心臓に戻る血液がうまく心臓で回収されなかったりすることが大きな原因と考えられています。

2つ目が、血液中のカリウム濃度が上がる高カリウム血症。腎機能の低下により血液中のカリウムのバランスが崩れることが原因ですが、重症だと不整脈が出て心臓が止まってしまうことがあります。3つ目が、体が酸性に傾くアシデミア。重炭酸イオンの不足が原因で、重症化すると死に至るリスクも。4つ目は高血圧。動脈硬化、心臓病、心筋梗塞、視力障害など、さまざまな病気のリスクが高まります。

そのほかの合併症としては、高リン血症や、健康寿命に大きくかかわる骨粗しょう症、歯周病、認知症のリスクが高まることも知られています。

代表的な合併症

心臓病

心臓と腎臓は密接な関係があり、腎臓が悪いと心臓、心臓が悪いと腎臓も悪くなる（「心腎連関」）。心筋梗塞などのリスクが高まる。

高カリウム血症

腎機能の低下により、血中にカリウムがたまる（p.76）。

アシデミア

重炭酸イオンの不足が原因で、体が酸性に傾く病気。

高血圧

動脈硬化、心臓病、心筋梗塞、視力障害など、さまざまな病気のリスクが高まる。

その他

高リン血症や骨粗しょう症 、歯周病、認知症などを引き起こすこともある。

知っておきたい

人工透析より、合併症を患う人が多い

「人工透析」のイメージが強い腎臓病ですが、慢性腎臓病の患者さんのうち、人工透析を行っている患者さんは100人にわずか３人。慢性腎臓病の患者さんは、人工透析に至る前に心臓や脳の病気などの合併症で亡くなる人の方が圧倒的に多いのです。合併症を引き起こさないことは、治療を進める上で重要なファクターといえます。

意外と多い腎性貧血とは

腎臓の機能が低下すると貧血になるのは造血ホルモンの分泌が減るから

腎臓の機能が低下して起きる貧血を「**腎性貧血**」といいます。なぜ、腎臓の機能が低下すると貧血になるのか――。そのメカニズムを知るために、改めて腎臓の役割から説明しましょう。

腎臓の役割のひとつが、エリスロポエチンというホルモンの分泌です。このホルモンは、別名「造血ホルモン」。造血を担う骨髄に、「赤血球をつくって！」と指令を送り、**造血をサポート**します。

腎機能が低下するとこのホルモンの分泌が低下するので、**赤血球が減少**して貧血になります。赤血球の主成分であるヘモグロビンには体中に酸素を運ぶ働きがあるので、各臓器や組織が酸欠状態になるのです。その結果、倦怠感、めまいや立ちくらみ、息切れや動悸がする、頭がぼんやりするといった自覚症状が現れます。

腎性貧血になると心臓にも負担がかかり悪循環に

造血ホルモンが減少する影響は、それだけに留まりません。酸素を運ぶ働きが低下すると、それを補おうとして心臓に負荷がかかり、心臓はダメージを受けます。**すると心腎連関**（24ページ）によって**腎臓の機能も低下し**、さらに貧血になります。

つまり、貧血→心臓の負荷→腎機能の低下という、悪循環に陥ってしまうのです。これを、「心腎貧血症候群」と呼びます。

この悪循環を断ち切るには、貧血の治療が鍵になります。ただの貧血と放置せず、検査して原因を見極め、適切な治療を受けましょう。

腎性貧血の診断、治療、目標

1 腎性貧血の診断

貧血の原因は、鉄分の不足、生理による出血過多、亜鉛やビタミンB12、葉酸の不足などが挙げられます。検査は、血液検査を中心に行い、腎性貧血であるかどうかを見極めます。また、エリスロポエチンの量を測定することも有効です。

2 腎臓貧血の治療

●エリスロポエチン（ESA製剤）
不足したエリスロポエチンを補充します。月に1回程度、注射にて投与。

●HIF-PH阻害薬
エリスロポエチンを直接補充するのではなく、体内のエリスロポエチンを有効活用させる効果がある経口薬です。

●鉄剤
鉄が少ない場合に投与します。

3 腎性貧血の治療目標

ヘモグロビンと呼ばれる血液検査の項目で、貧血の状態を評価します。目標数値は以下が目安です。

ヘモグロビン値は、多すぎても、少なすぎてもよくないので、適宜血液検査を行い、適切な値であるかを確認します。

ヘモグロビン濃度(Hb)の目標値

慢性腎臓病患者	11～13g/dL
健康な男性	13.5～17.6g/dL
健康な女性	11.3～15.2g/dL

心臓と腎臓は密接な関係があります。

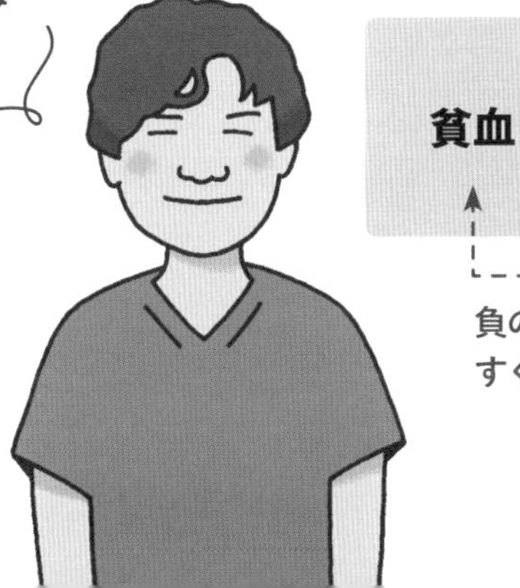

心腎貧血症候群

貧血 → 心臓の負荷 → 腎機能の低下 → 貧血

負のスパイラルに陥る！
すぐに貧血の治療を受けることが大切。

腎臓病のギモンQ&A

Q 「ネフローゼ症候群」って？

A. 尿からタンパク質が異常に漏れることで起こる疾患です。

腎臓からタンパク質が大量に漏れて尿として排出され、血液中のタンパク質が不足した状態（低タンパク血症）を、「ネフローゼ症候群」といいます。主な症状は、脱水、免疫力の低下、むくみ、体重の増加があります。脱水とむくみは、相反することのように見えますが、「ネフローゼ症候群」になると、血液中の水分は失われるのに対し、血管の外には水分がたまるため両立して起こります。また、尿にタンパク質が含まれるため、尿が泡立つことがあります。これは、卵白をかき混ぜると泡立つのと同じ原理です。

進行すると、腎臓の機能がさらに低下します。糖尿病性腎症、膜性腎症（まくせいじんしょう）、微小変化型（びしょうへんかがた）ネフローゼ、多発性骨髄腫（たはつせいこつずいしゅ）、巣状分節性糸球体硬化症（そうじょうぶんせつせいしきゅうたいこうかしょう）、膜性増殖性糸球体腎炎（まくせいぞうしょくせいしきゅうたいじんえん）など原因は多岐に渡り、治療法もそれぞれ異なります。思いあたる症状があれば、すぐに検査を受けましょう。

Q 腎硬化症（じんこうかしょう）とは、どんな病気？

A. 動脈硬化が原因で、腎臓の機能が低下する疾患です。

高血圧が長期間続くと血管の弾力性が失われ、動脈硬化を起こします。その結果、腎臓の機能が低下した疾患が腎硬化症です。また、高血圧だけでなく、喫煙、加齢など、動脈硬化にはさまざまな原因があります。

進行は比較的遅く、高齢者に多いのが特徴です。治療は高血圧への対策を中心に行います。

Q 腎臓病の早期発見のポイントはありますか？

A. 日頃から尿の状態をチェック。生活習慣病やむくみなどの症状がみられる人も要注意。

腎臓の状態は、尿からわかることが多いので、日頃から、尿の状態をチェックする習慣をつけましょう。たとえば、尿が泡立ち、泡がなかなか消えない場合は、尿タンパクが出ている可能性があります。また、ろ過機能が衰え、血液中の老廃物が増えると、だるさや倦怠感などにつながります。23ページの症状も参考にし、当てはまるものがあったら、医療機関に相談しましょう。自覚症状がなくても、定期的に健診を受けることも大切です。

Q 慢性腎臓病はどうやって診断されますか？

A. 血液検査と尿検査をベースに、必要に応じて画像検査を行います。

慢性腎臓病の検査は、採血と採尿がベースになります。

血液検査でみるのは「クレアチニン」。腎臓の機能が低下すると尿から排出されず、血液中の量が増加します。

この数値をもとに、年齢や性別を加味して計算される数値が「eGFR（イージーエフアール）」。健康な腎臓を100とした場合、60以下だと慢性腎臓病の可能性があります。具体的な数値は、「60㎖／分／1.73㎡以下」になります。

尿検査では、尿にタンパク質がどのくらい混ざっているか、つまり「尿タンパク」の数値を確認します。「−」「±」「1＋」「2＋」「3＋」の5段階で評価し、「＋」以上の場合は腎臓になにかしらの異常がある可能性があります。

これらの検査を行い、腎機能の低下を示す数値が3か月以上続いた場合、慢性腎臓病と診断されます。

さらに、画像診断で大きさや形の異常などを確認することもあります。

column

腎機能を守るためにチェックしたい5つのこと

腎機能を守るためには、今の腎臓の状況を確認することがとても大切です。チェックしたい5つのことを紹介しましょう。

Check 1 血圧と血糖値のコントロール

慢性腎臓病の治療で重要なのが、血圧と血糖値のコントロール。目標値の目安は、家庭で測定した場合、血圧＝135/85mmHg以下、ヘモグロビンA1c値＝7.0%以下。目標に達していなければ、生活を見直すなど改善しましょう。ただし、目標値は、慢性腎臓病のステージや合併症の有無などにより変わります（p.144）。

Check 2 薬の活用

近年、SGLT2阻害薬、ミネラルコルチコイド受容体拮抗薬（MRA）、RAS系阻害薬（ACE阻害薬/ARB）など、腎機能を守る薬が誕生し（p.58）、積極的に活用されています。それらの薬が活用できるかは、病態によって異なりますが、医師任せにせず、積極的に確認しましょう。

Check 3 食事内容の見直し

腎臓を助けるための食事療法の基本は、食塩、タンパク質、エネルギー量の調整です。さらに必要に応じて、カリウム、リン、水分、カルシウムのとり方もポイントになります。医師や管理栄養士に相談を。

Check 4 「腎臓リハビリテーション」の活用

近年、腎臓病治療の一環として、効果が期待されているのが「腎臓リハビリテーション」（p.54）です。日本では保険適応が限定的であり、医療機関で行うことはできませんが、できる範囲内で検討しましょう。

Check 5 治療チームとのコミュニケーション

治療チームとは、医師、看護師、薬剤師、栄養管理士、さらに「腎臓リハビリテーション」を行っている場合は、理学療法士や作業療法士も含まれます。それぞれの専門スタッフがかかわることで、慢性腎臓病の進行をより抑制できるという研究報告があるので、しっかりコミュニケーションをとりましょう。

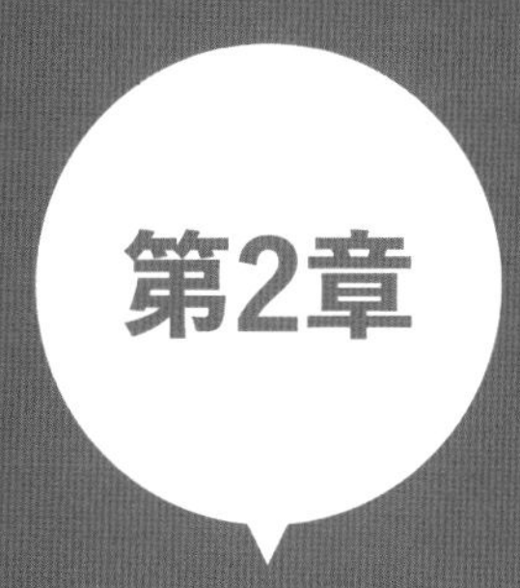

慢性腎臓病の検査、診断、治療

病院で検査を受けようと思ったら、検査の種類や診断、治療について、大まかな知識をもっていると安心です。病院により異なるケースもありますが、基礎知識としておさえておきましょう。

腎機能の働きは、「血液検査」と「尿検査」で診断する

腎臓の状態を知る第一歩は、血液と尿の成分を調べること

腎臓は「不要なものを出し、必要なものを体にためる臓器」です。もし、腎機能が低下したらどうなるのか——。不要なものは出せずに体（血液中）にたまり、必要なものなのに尿として排出されてしまう状態になります。従って、血液と尿に含まれる成分をみれば、腎機能の状態を知ることができます。「物言わぬ臓器」だからこそ、「血液検査」と「尿検査」、はとても重要になります。

血液と尿の数値の両方を確認。さらに専門医のチェックも行う

血液検査で確認する成分は「血清（けっせい）クレアチニン」。クレアチニンは老廃物のひとつで、健常な腎臓であれば尿で排出されますが、機能が低下していると血液中に蓄積されます。ちなみに、実際の検査では、クレアチニンの数値をもとにした「eGFR（イージーエファール）」の数値を確認することが大半です（34ページ）。

尿検査では、尿に含まれるタンパク質の量、「尿タンパク」を確認します。タンパク質は体に必要な成分なので、通常は尿から出ることはありませんが、何らかの異常があると漏れ出すことがあります。

クレアチニン、尿タンパクとも、数値が高いほど腎臓の機能が低下した状態ですが、どちらか一方ではなく、両方をみる必要があります。さらに診断は、検診の結果だけで確定せず、疑わしい場合は、再度、血液検査と尿検査を行います。そして腎機能の低下が疑われる状態が3か月以上続くと、腎臓病であると診断されます。なお、必要に応じて画像検診や腎生検も行われます（40ページ）。

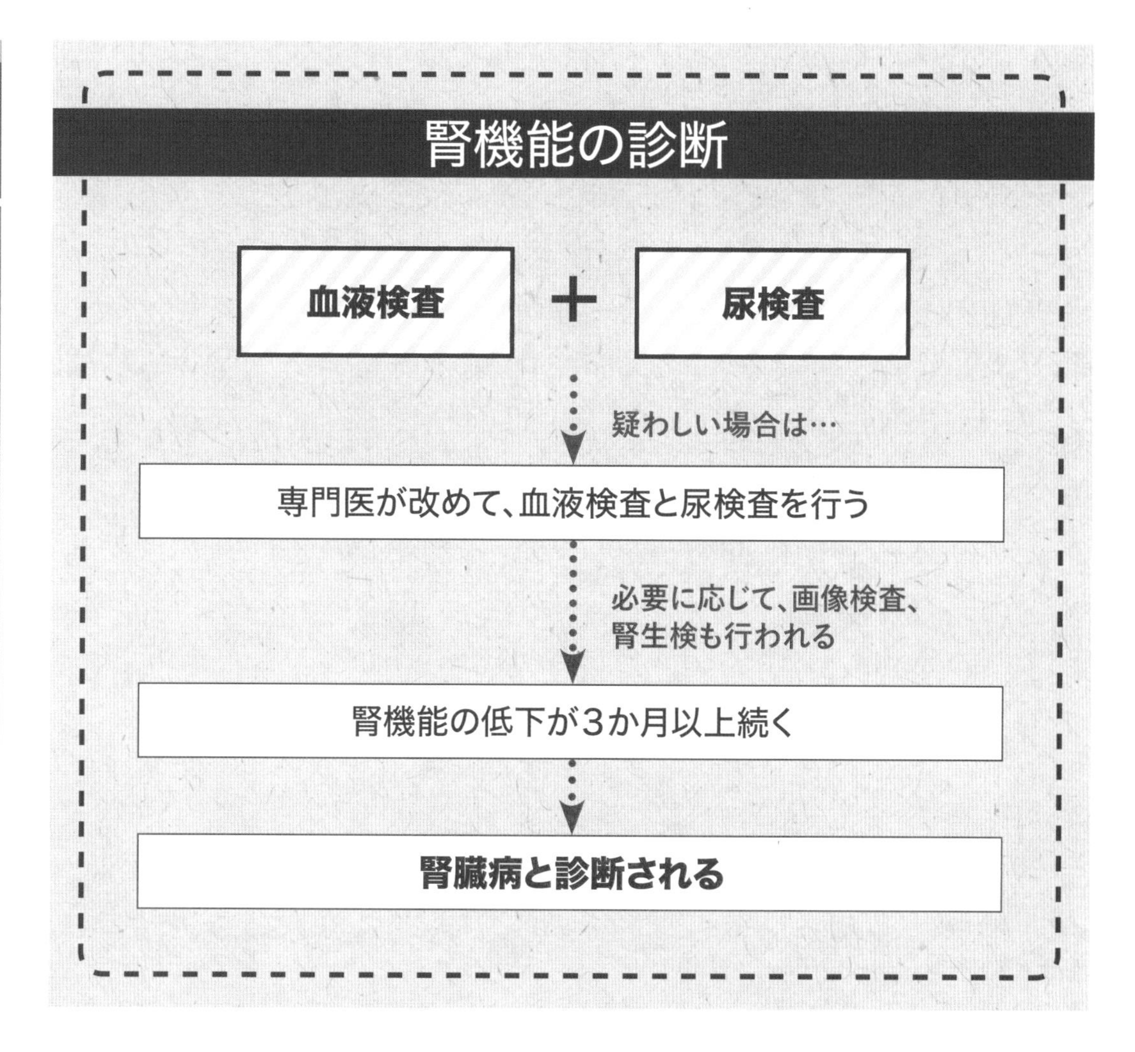

血液検査と尿検査を2回行うのは、脱水傾向などで、たまたま腎機能が低下していた可能性があるからです。 2回目の検査で数値が戻っていたら、特に問題はありません。

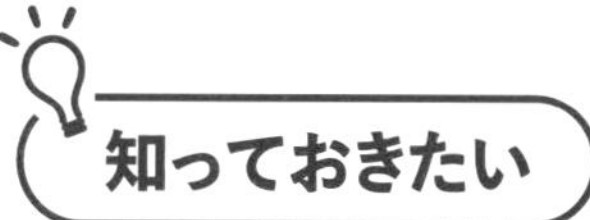

尿タンパクの評価

尿タンパクは、「－」「±」「1＋」「2＋」「3＋」の5段階で評価します。「±」や「1+」が持続する場合は専門医による精査が望まれ、「2+」以上になると将来的な人工透析になるリスクが格段に上がります。

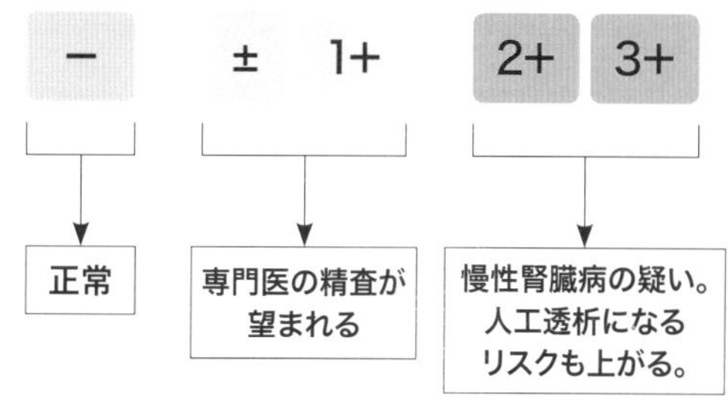

現在の腎臓の能力を示す「eGFR（糸球体ろ過量）」

（eGFR：イージーエフアール）

「血清クレアチニン量」は、筋肉量、性別、年齢の影響を受ける

血液検査で確認する「血清クレアチニン量」は、腎臓の状態を示す重要な数値です。しかし、筋肉量**や性別、年齢の影響を大きく受けます。**

たとえば、血液検査の結果が同じクレアチニン値1.0mg/dℓであっても、20代の男性と80代の女性では、約2倍もの誤差が出ます。

腎臓の能力をより正確に示すのが性別や年齢を加味した「eGFR」

そこで、最近では、クレアチニン値ではなく、「eGFR（イージーエフアール）」を採用するよう推奨されています。「eGFR」は、「血清クレアチニン量」をもとに年齢と性別を加味して計算されるため、より正確に「今現在の腎臓の能力」がわかるからです。

「eGFR」は、糸球体という、いわば腎臓のフィルターで、1分間にろ過される血液の量を示します。糸球体は体に必要なものと不要なものを仕分ける役目があるため、数値を見れば処理能力がわかります。つまり、**「eGFR」値が高ければ腎機能は正常で、低ければ腎機能が低下していると考えられます。**

正常な腎臓の処理能力を１００とした場合、処理能力が60、45、30と下がるほど腎機能は低下していき、15未満になると人工透析や腎臓移植の準備が必要となるステージになります。左ページの計算式に当てはめて算出するか、46～47ページの「eGFR早見表」から確認してみましょう。なお、詳しいステージ分けは44ページで紹介していますので、あわせてチェックしてみてください。

「eGFR（イージーエフアール）」の計算式

eGFRの基準値は、60（60mℓ／分／1.73㎡）以上

男性

194×クレアチニン値（mg／dℓ）$^{-1.094}$ × 年齢$^{-0.287}$
＝eGFR（mℓ／分／1.73㎡）

女性

194×クレアチニン値（mg／dℓ）$^{-1.094}$ × 年齢$^{-0.287}$ × 0.739
＝eGFR（mℓ／分／1.73㎡）

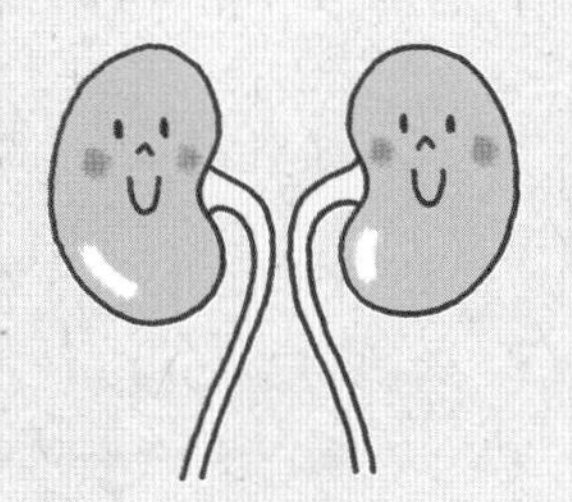

eGFRは、46ページの「eGFR早見表」からも確認できます。

慢性腎臓病のステージ

病期ステージ	ステージ1	ステージ2	ステージ3	ステージ4	ステージ5
eGFR値	90以上	60〜89	3a：45〜59 3b：30〜44	15〜29	15未満
腎臓病の程度	正常または高値	正常または軽度低下	3a：軽度〜中等度低下 3b：中等度低下〜高度低下	高度低下	末期腎不全（ESKD）

未来の腎臓の状態を示す尿タンパク

尿タンパクは腎機能の低下を知らせる「物言わぬ腎臓」からのSOS

腎臓は体に大切なものをためておく臓器ですから、原則として尿からタンパク質が出ることはありません。なぜなら、タンパク質は内臓、骨、筋肉、肌などを構成するとても大切な成分だからです。タンパク質の分子は大きく、そもそも糸球体でろ過されないようになっています。

従って、**尿タンパクは腎臓に異常がある可能性を知らせるSOSといえるのです**。また、量が多ければ多いほど、将来的に腎機能が低下するスピードが速くなる傾向にあります。現在の腎臓の能力を示すのが「血清クレアチニン」(eGFR（イージーエフアール）)ならば、**未来の腎臓の状態を示すのが「尿タンパク」**といえます。

一度低下した腎機能はもとには戻りません。でも、食事、運動、薬などで尿タンパクの量を改善し、今ある腎機能を守る方法はあります。ほかの数値に問題はなくても、尿タンパク「2＋」以上、あるいは「1＋」が継続している場合や血尿を伴う場合は、必ず専門医を受診しましょう。

尿の検査には定性検査と定量検査がある

健康診断での尿検査は、尿に含まれるタンパク質の濃度で判断する「定性検査」です。そのため、水分が不足していると高くなり、また、日中活動していると尿にタンパクが出てしまう体質の人もいます。そこで、再検査では1日にタンパク尿が何グラム出ているかを調べる「定量検査」を行います。その数値を見て、血液検査や、必要であれば画像検査などを行い、原因を特定します。

尿タンパクが出る3つの原因

1

糖尿病性腎症、
高血圧、肥満などの
生活習慣病

2

IgA腎症（慢性糸球体腎炎）、
ネフローゼ症候群、
血管炎など

3

起立性タンパク尿

＊この場合は、
腎臓に異常なし。

過去に沖縄で行われた研究で、尿タンパク（2+）（3+)の人は、透析が必要になる確率が高いという結果がありました。そのため、尿タンパクが（2+）（3+)の場合は、症状がなくても要注意です。

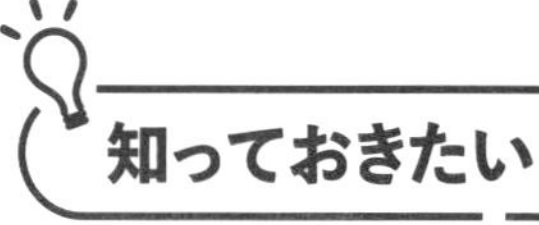

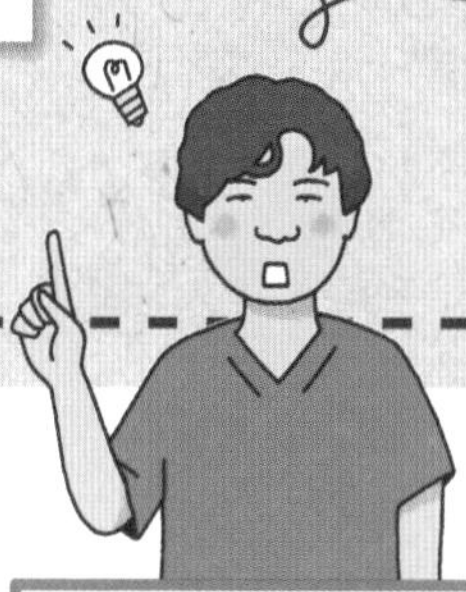

血尿は、「赤」が見えない場合もある

尿の状態で気になるのが、尿に血が混じった血尿です。血尿というと、目に見える鮮やかな赤い色の尿を思い浮かべるかもしれません。しかし中には見た目は透明でも、顕微鏡でみる血液成分が混じっていることも少なくありません。

血尿を指摘された場合、赤くなっていないから大丈夫と考えないようにしましょう。

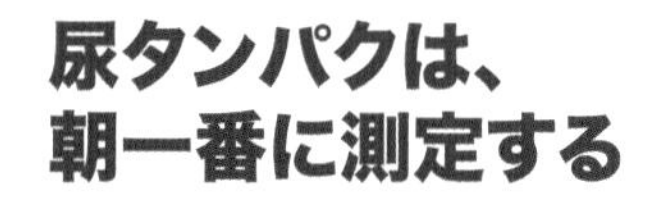

尿タンパクは、朝一番に測定する

水分不足や日中の行動による影響を避けるためには、尿タンパクは朝一番に検査するのがベター。試験紙は薬局で手にはいるので、健康診断で少しでも尿タンパクを指摘されたら、自宅で朝一番に再度測定してみましょう。ポイントは、前夜に尿を出し切っておくこと。

検査を続けてみて何度も尿タンパクが検出される場合は、専門医を受診してください。また、尿が泡立ち、その泡がなかなか消えない場合はタンパク質が混ざっている可能性があります。自宅で検査するか、受診しましょう。

column

筋肉量により変わる「**血清クレアチニン値**」とは

「血清クレアチニン値」は血液中にあるクレアチニンの量

ここまでに何度も登場した**クレアチニンは、筋肉を動かすためのエネルギーを使った後に出てくる老廃物。**腎臓の機能が低下すると血液中の濃度が高くなり、その量を正しくは「血清クレアチニン値」といいます。血液検査のクレアチニン欄に書かれているのはこの数値。腎臓の働きを評価する、認知度が高い採血項目です。

「血清クレアチニン値」が高くても、腎機能に問題があるとは限らない

「血清クレアチニン値」**は筋肉量に左右されます。**なぜなら、筋肉量が多いと筋肉を動かすためのエネルギーも多くなるため、老廃物であるクレアチニンの量も増えてしまうからです。反対に、筋肉量が極端に少ないと、腎臓機能が低下していても「血清クレアチニン値」が上がらない場合もあります。つまり、**「血清クレアチニン値」が**

高いからといって、必ずしも腎機能に問題があるとは限りません。

また、**「血清クレアチニン値」**が上がる原因には、高血圧や糖尿病といった生活習慣病、IgA（アイジーエー）腎症（じんしょう）といった免疫の病気、脱水や薬の副作用による影響もあります。このように、見た目の数値だけでは、原因は簡単に判断できないのです。

腎機能を正確に評価する血液検査には、eGFRやシスタチンCなどがある

腎臓機能を調べる過程では、クレアチニンの数値をもとにした数値、**「eGFR（イージーエフアール）」**を確認するとお伝えしました（34ページ）。また、eGFRの低下が認められた場合などは、腎機能をより正確に診断するために、血液中の**「シスタチンC」**値を検**査することもあります。**

シスタチンCは全身の細胞から一定の割合でつくられるタンパク質で、腎機能が低下すると血中の濃度が上がります。**クレアチニンに比べて筋肉量や食事などの影響を受けにくいため、**腎臓を別の視点から検査したいときや、**腎臓の状態をより正確にみたいときに測定されます。**

シスタチンCの基準値は、測定方法にもよりますが、約0.7―0.9㎎／Lです。ただし、シスタチンCも、甲状腺機能障害などの影響を受けるともいわれています。

シスタチンCの検査は、一般の血液検査項目に入っていないことが多いため、専門病院などで検査します。腎臓内科のクリニックを受診しましょう。

画像検査と腎生検

主な画像検査には超音波検査とCT検査がある

腎機能が低下する原因はひとつではありません。より正確に診断し、適切な治療につなげるために、医師の判断で行うのが、画像検査や腎生検です。

画像検査で行われるのが、超音波（エコー）検査です。体の外側から腎臓に超音波を当て、その跳ね返りで状態を見る検査のため、痛みを伴わず、体への負担もありません。

この検査では、腎臓の大きさや形、表面の状態、腫瘍や結石などの有無などを確認することができ、さまざまな評価をつけることができます。たとえば、腎臓が小さくなっている場合は、動脈硬化による腎機能低下、表面がつるんとしていて大きくなっている場合は糖尿病性腎症の可能性などです。また、頸動脈や心臓など、腎臓以外にも超音波を当てることで、合併症についても広い範囲で検査が可能です。

一方、尿管の中など、超音波検査ではわからない、より深部を見たいときに行われるのがCT検査です。全身を確認することができる利点があります。

腎臓の状態が細かくわかる腎生検は、有能な反面、リスクも大きい

腎生検とは、腎臓に何がおきているかを細胞レベルで確認する検査です。腎臓に細い針を刺して組織の一部を採取し、顕微鏡で確認します。腎生検はほとんどのことがわかる有能な検査ですが、腎臓は血液のかたまりなので、輸血が必要になるほど出血する可能性もあります。よって、腎生検は、医師が必要性があると判断した場合のみ、行われます。

腎生検を検討する主なケース

＊❶、❷は緊急または準緊急で（腎生検を）行う。
❸〜❻は待機的に行う。

1 大量のタンパク尿が出て、ネフローゼ症候群の状態。

2 腎機能障害が急激に進行している。

3 タンパク尿・血尿が持続していて、腎障害が考えられるとき。

4 原因不明の腎不全があるとき。

5 将来、腎移植を考えているとき。

6 タンパク尿が0.5g/日以上あるとき（施設により判断は異なる）。

腎生検を行うメリット、デメリット

●メリット

細胞レベルでの変化をみることができるため、情報量が多い。よって、問診や血液検査などで診断をつけにくい場合に有効である。

●デメリット

大量出血や感染などの合併症が起きる可能性がある。特に怖いのが出血で、輸血や手術が必要になる場合がある。

腎生検は正確な情報が得られるもののリスクも大きいため、専門の医師がメリットとデメリットを天秤にかけ、メリットが上回ると判断したときに行われます。

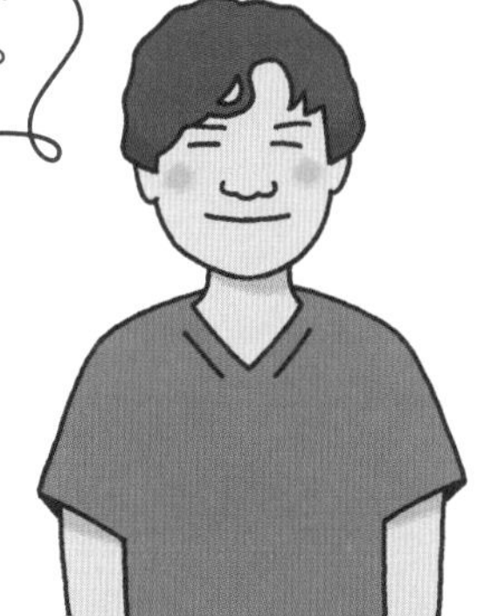

おさえておきたい慢性腎臓病のステージ

慢性腎臓病の重症度は「GFR」と「尿タンパク」で分類される

慢性腎臓病の重症度の分類は、血液検査による「GFR（糸球体ろ過量）」と尿検査による「尿タンパク」の2項目を組み合わせた「CKD（慢性腎臓病）の重症度分類」で区分けされます。慢性腎臓病を理解するために、しっかりおさえておきましょう。なお、「GFR」は、推定糸球体ろ過量である「eGFR」（34ページ）を当てはめることができます。

まず、表の見方から説明しましょう。縦軸の数値は「GFR」で、下にいくほど悪い数値になります。重症度によりG1～G5まであり、ステージG3はG3aとG3bの2段階に分けられます。

横軸は1日あたりの「尿タンパク」の量（g）。右に行くほど悪い数値になり、A1～A3まで3段階のステージがあります。なお、「尿タンパク」は「定量検査」（36ページ）で確認される、尿の中に含まれるタンパク質の量です。

尿タンパクがA2、A3の場合はステージにかかわらず対応を

たとえば、「GFR」が90、「尿タンパク」が0.5以上の場合、慢性腎臓病のステージは「G1A3」と診断されます。これは、縦軸で見れば今現在の腎機能は正常ですが、尿タンパクの量は多い状態ですから、将来、人工透析になるリスクが高いという診断になります。

この例だけではありません。「CKD（慢性腎臓病）の重症度分類」を見てもわかるように、「GFR」のステージは同じでも、尿タンパクのステージにより重症化のリスクに差があります。セル

の色は、緑＜黄色＜オレンジ＜赤の順にリスクが高くなりますから、赤になると将来、人工透析、慢性腎臓病や合併症による死亡の可能性が高まります。また、尿タンパクの量は、多ければ多いほど、腎機能が低下するスピードが速くなる傾向にあります。
従って、「GFR」のステージにかかわらず、「尿タンパク」のステージがA2以上なら、腎臓の機能を守るための治療を考える必要があります。
尿タンパク（36ページ）が未来の腎臓を示すということが、よくわかると思います。

次のページで、
各ステージの状態を
紹介します。

CKD（慢性腎臓病）の重症度分類（CKD診療ガイド2012）

				尿タンパク区分		
				A1	A2	A3
				−〜±	1＋	2＋以上
		尿タンパク定量（g/日）		正常	軽度タンパク尿	高度タンパク尿
		尿タンパク/Cr比（g/gCr）		0.15未満	0.15〜0.49	0.5以上
GFR区分	G1	正常または高値	90以上			
	G2	正常または軽度低下	60〜89			
	G3a	軽度~中等度低下	45〜59			
	G3b	中等度〜高度低下	30〜44			
	G4	高度低下	15〜29			
	G5	末期腎不全（ESKD）	15未満			

＊緑＜黄＜オレンジ＜赤の順に、死亡、末期腎不全、心血管死発症のリスクが上昇する。
＊日本腎臓学会編「エビデンスに基づくCKD診療ガイドライン 2023」をもとに作成。

各ステージの主な症状、治療

自覚症状がない
ステージG1とステージG2

ステージG1とステージG2の場合、腎機能の低下は軽度で、自覚症状はないことがほとんどです。ただ、「尿タンパク」がA3の場合は、むくみやすくなっている可能性があり、腎機能が低下していくリスクがあります。A2の場合も含め、食事や運動などで、腎臓をいたわる生活を心がけることが大切です。

慢性腎臓病罹患者の約7割が該当する
ステージG3

ステージG3は、自覚症状は少ないですが、腎機能は確実に低下している状態です。現在、慢性腎臓病と診断された患者さんの約7割がこのステージに当てはまり、その重症度により、3aと3bに分類されます。原因にもよりますが、多くの場合、血圧や血糖値をコントロールして腎臓への負担を軽減すれば、今ある腎臓の機能を守ることができます。

そのためには、原因を見極め、食事や運動、投薬といった適切な治療を受けることが大切です。さらに、必要に応じて腎臓リハビリテーション（p.54）を取り入れることも有効です。

自覚症状や合併症が出始める
ステージG4

ステージG4は、腎機能がさらに低下し、多かれ少なかれ、むくみ、高血圧、腎性貧血、高カリウム血症といった**自覚症状や合併症が現れて**くるステージです。ステージG3と同様の治療に加えて、**合併症へのケア**も**必要**になります。また、**必要に応じてカリウム制限、タンパク質制限**なども行います。

人工透析が視野に入る
ステージG5

ステージG5は、腎臓の働きが、正常な腎臓の１～２割程度になっている状態で、**人工透析が視野に入ります**。また、**自覚症状が強くなり**、合併症も増えてきます。これまでと同じように今ある腎臓の機能を守るための治療とともに、**きめ細やかな合併症へ手当が必須**です。さらに、人工透析になった場合の準備を始めるタイミングです。

各ステージの治療は、目安です。原疾患にあわせた治療が優先されるなど、治療は個別に異なります。必ず医師に相談してから、取り組みましょう。

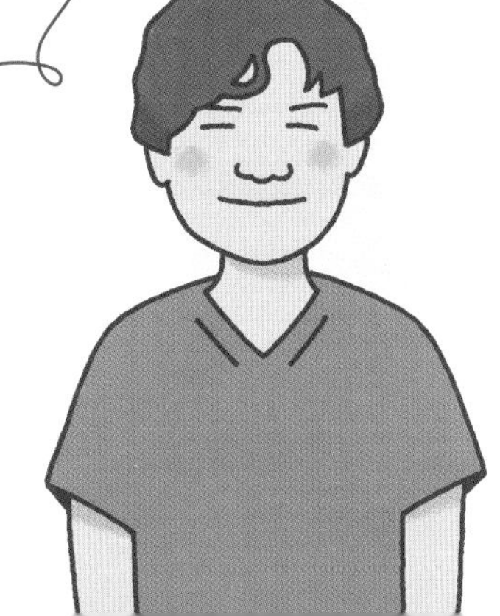

eGFR早見表　男性

（eGFR：イージーエフアール）

血清クレアチニン値（mg/dL） ＼ 年齢	20	25	30	35	40	45	50	55	60	65	70	75	80	85
0.60	143.6	134.7	127.8	122.3	117.7	113.8	110.4	107.4	104.8	102.4	100.2	98.3	96.5	94.8
0.70	121.3	113.8	108.0	103.3	99.4	96.1	93.3	90.7	88.5	86.5	84.7	83.0	81.5	80.1
0.80	104.8	98.3	93.3	89.3	85.9	83.1	80.6	78.4	76.5	74.7	73.2	71.7	70.4	69.2
0.90	92.1	86.4	82.0	78.5	75.5	73.0	70.8	68.9	67.2	65.7	64.3	63.1	61.9	60.8
1.00	82.1	77.0	73.1	69.9	67.3	65.1	63.1	61.4	59.9	58.5	57.3	56.2	55.2	54.2
1.10	74.0	69.4	65.9	63.0	60.6	58.6	56.9	55.3	54.0	52.7	51.6	50.6	49.7	48.8
1.20	67.3	63.1	59.9	57.3	55.1	53.3	51.7	50.3	49.1	48.0	46.9	46.0	45.2	44.4
1.30	61.6	57.8	54.9	52.5	50.5	48.8	47.4	46.1	45.0	43.9	43.0	42.2	41.4	40.7
1.40	56.8	53.3	50.6	48.4	46.6	45.0	43.7	42.5	41.5	40.5	39.7	38.9	38.2	37.5
1.50	52.7	49.4	46.9	44.9	43.2	41.8	40.5	39.4	38.4	37.6	36.8	36.1	35.4	34.8
1.60	49.1	46.1	43.7	41.8	40.2	38.9	37.7	36.7	35.8	35.0	34.3	33.6	33.0	32.4
1.70	46.0	43.1	40.9	39.1	37.7	36.4	35.3	34.4	33.5	32.8	32.1	31.4	30.9	30.3
1.80	43.2	40.5	38.4	36.8	35.4	34.2	33.2	32.3	31.5	30.8	30.1	29.5	29.0	28.5
1.90	40.7	38.2	36.2	34.6	33.3	32.2	31.3	30.4	29.7	29.0	28.4	27.8	27.3	26.9
2.00	38.5	36.1	34.2	32.8	31.5	30.5	29.6	28.8	28.1	27.4	26.8	26.3	25.8	25.4
2.10	36.5	34.2	32.5	31.1	29.9	28.9	28.0	27.3	26.6	26.0	25.5	25.0	24.5	24.1
2.20	34.7	32.5	30.9	29.5	28.4	27.5	26.6	25.9	25.3	24.7	24.2	23.7	23.3	22.9
2.30	33.0	31.0	29.4	28.1	27.1	26.2	25.4	24.7	24.1	23.5	23.0	22.6	22.2	21.8
2.40	31.5	29.6	28.0	26.8	25.8	25.0	24.2	23.6	23.0	22.5	22.0	21.6	21.2	20.8
2.50	30.1	28.3	26.8	25.7	24.7	23.9	23.2	22.5	22.0	21.5	21.0	20.6	20.2	19.9
2.60	28.9	27.1	25.7	24.6	23.7	22.9	22.2	21.6	21.1	20.6	20.2	19.8	19.4	19.1
2.70	27.7	26.0	24.7	23.6	22.7	21.9	21.3	20.7	20.2	19.8	19.3	19.0	18.6	18.3
2.80	26.6	25.0	23.7	22.7	21.8	21.1	20.5	19.9	19.4	19.0	18.6	18.2	17.9	17.6
2.90	25.6	24.0	22.8	21.8	21.0	20.3	19.7	19.2	18.7	18.3	17.9	17.5	17.2	16.9
3.00	24.7	23.2	22.0	21.0	20.2	19.6	19.0	18.5	18.0	17.6	17.2	16.9	16.6	16.3
3.10	23.8	22.3	21.2	20.3	19.5	18.9	18.3	17.8	17.4	17.0	16.6	16.3	16.0	15.7
3.20	23.0	21.6	20.5	19.6	18.9	18.2	17.7	17.2	16.8	16.4	16.1	15.7	15.5	15.2
3.30	22.2	20.9	19.8	18.9	18.2	17.6	17.1	16.6	16.2	15.9	15.5	15.2	14.9	14.7
3.40	21.5	20.2	19.2	18.3	17.6	17.1	16.5	16.1	15.7	15.3	15.0	14.7	14.5	14.2
3.50	20.9	19.6	18.6	17.8	17.1	16.5	16.0	15.6	15.2	14.9	14.6	14.3	14.0	13.8
3.60	20.2	19.0	18.0	17.2	16.6	16.0	15.5	15.1	14.8	14.4	14.1	13.8	13.6	13.3
3.70	19.6	18.4	17.5	16.7	16.1	15.5	15.1	14.7	14.3	14.0	13.7	13.4	13.2	13.0
3.80	19.1	17.9	17.0	16.2	15.6	15.1	14.7	14.3	13.9	13.6	13.3	13.0	12.8	12.6
3.90	18.5	17.4	16.5	15.8	15.2	14.7	14.2	13.9	13.5	13.2	12.9	12.7	12.4	12.2
4.00	18.0	16.9	16.0	15.3	14.8	14.3	13.9	13.5	13.1	12.8	12.6	12.3	12.1	11.9

G1、G2　G3a　G3b　G4　G5

＊日本腎臓学会編「CKD診療ガイド2012」をもとに作成。
＊Cr＝クレアチニン値
＊eGFRは糸球体ろ過量を簡易に求めるための推算値です。診断は必ず専門医を受診してください。

eGFR（イージーエフアール）早見表　女性

血清クレアチニン値 (mg/dL)	年齢													
	20	25	30	35	40	45	50	55	60	65	70	75	80	85
0.60	106.1	99.5	94.5	90.4	87.0	84.1	81.6	79.4	77.4	75.7	74.1	72.6	71.3	70.0
0.70	89.6	84.1	79.8	76.3	73.5	71.0	68.9	67.1	65.4	63.9	62.6	61.3	60.2	59.2
0.80	77.5	72.7	68.9	66.0	63.5	61.4	59.5	57.9	56.5	55.2	54.1	53.0	52.0	51.1
0.90	68.1	63.9	60.6	58.0	55.8	54.0	52.3	50.9	49.7	48.6	47.5	46.6	45.7	45.0
1.00	60.7	56.9	54.0	51.7	49.7	48.1	46.6	45.4	44.3	43.3	42.4	41.5	40.8	40.1
1.10	54.7	51.3	48.7	46.6	44.8	43.3	42.0	40.9	39.9	39.0	38.2	37.4	36.7	36.1
1.20	49.7	46.6	44.2	42.3	40.7	39.4	38.2	37.2	36.3	35.4	34.7	34.0	33.4	32.8
1.30	45.5	42.7	40.5	38.8	37.3	36.1	35.0	34.1	33.2	32.5	31.8	31.2	30.6	30.1
1.40	42.0	39.4	37.4	35.8	34.4	33.3	32.3	31.4	30.6	29.9	29.3	28.7	28.2	27.7
1.50	38.9	36.5	34.7	33.2	31.9	30.9	29.9	29.1	28.4	27.8	27.2	26.6	26.2	25.7
1.60	36.3	34.0	32.3	30.9	29.7	28.8	27.9	27.1	26.5	25.9	25.3	24.8	24.4	24.0
1.70	34.0	31.9	30.2	28.9	27.8	26.9	26.1	25.4	24.8	24.2	23.7	23.2	22.8	22.4
1.80	31.9	29.9	28.4	27.2	26.1	25.3	24.5	23.9	23.3	22.7	22.3	21.8	21.4	21.1
1.90	30.1	28.2	26.8	25.6	24.6	23.8	23.1	22.5	21.9	21.4	21.0	20.6	20.2	19.8
2.00	28.4	26.7	25.3	24.2	23.3	22.5	21.9	21.3	20.7	20.3	19.8	19.5	19.1	18.8
2.10	26.9	25.3	24.0	23.0	22.1	21.4	20.7	20.2	19.7	19.2	18.8	18.4	18.1	17.8
2.20	25.6	24.0	22.8	21.8	21.0	20.3	19.7	19.2	18.7	18.3	17.9	17.5	17.2	16.9
2.30	24.4	22.9	21.7	20.8	20.0	19.3	18.8	18.2	17.8	17.4	17.0	16.7	16.4	16.1
2.40	23.3	21.8	20.7	19.8	19.1	18.5	17.9	17.4	17.0	16.6	16.3	15.9	15.6	15.4
2.50	22.3	20.9	19.8	19.0	18.3	17.6	17.1	16.7	16.2	15.9	15.5	15.2	15.0	14.7
2.60	21.3	20.0	19.0	18.2	17.5	16.9	16.4	16.0	15.6	15.2	14.9	14.6	14.3	14.1
2.70	20.5	19.2	18.2	17.4	16.8	16.2	15.7	15.3	14.9	14.6	14.3	14.0	13.8	13.5
2.80	19.7	18.5	17.5	16.8	16.1	15.6	15.1	14.7	14.4	14.0	13.7	13.5	13.2	13.0
2.90	18.9	17.8	16.9	16.1	15.5	15.0	14.6	14.2	13.8	13.5	13.2	13.0	12.7	12.5
3.00	18.2	17.1	16.2	15.5	15.0	14.5	14.0	13.6	13.3	13.0	12.7	12.5	12.3	12.0
3.10	17.6	16.5	15.7	15.0	14.4	13.9	13.5	13.2	12.8	12.5	12.3	12.0	11.8	11.6
3.20	17.0	15.9	15.1	14.5	13.9	13.5	13.1	12.7	12.4	12.1	11.9	11.6	11.4	11.2
3.30	16.4	15.4	14.6	14.0	13.5	13.0	12.6	12.3	12.0	11.7	11.5	11.2	11.0	10.9
3.40	15.9	14.9	14.2	13.5	13.0	12.6	12.2	11.9	11.6	11.3	11.1	10.9	10.7	10.5
3.50	15.4	14.5	13.7	13.1	12.6	12.2	11.8	11.5	11.2	11.0	10.8	10.5	10.4	10.2
3.60	14.9	14.0	13.3	12.7	12.2	11.8	11.5	11.2	10.9	10.7	10.4	10.2	10.0	9.9
3.70	14.5	13.6	12.9	12.4	11.9	11.5	11.1	10.8	10.6	10.3	10.1	9.9	9.7	9.6
3.80	14.1	13.2	12.5	12.0	11.5	11.2	10.8	10.5	10.3	10.0	9.8	9.6	9.5	9.3
3.90	13.7	12.8	12.2	11.7	11.2	10.8	10.5	10.2	10.0	9.8	9.6	9.4	9.2	9.0
4.00	13.3	12.5	11.9	11.3	10.9	10.6	10.2	10.0	9.7	9.5	9.3	9.1	8.9	8.8

G1、G2　G3a　G3b　G4　G5

＊日本腎臓学会編「CKD診療ガイド2012」をもとに作成。
＊Cr＝クレアチニン値
＊eGFRは糸球体ろ過量を簡易に求めるための推算値です。診断は必ず専門医を受診してください。

検査で腎臓病が疑われたら、最初に取り組みたいこと

血液と尿の再検査を行い、数値の低下が3か月以上続くと慢性腎臓病に

「要再検査」の結果を受けたとき、意外に感じる人が少なくありません。これは、ある意味当然のこと。なぜなら、腎臓は「物言わぬ臓器」で、自覚症状がほとんど現れないからです。

腎臓は、健康に生きるために欠かせない大切な臓器のひとつです。検査でひっかかったのはその大切**な腎臓と向き合うチャンスと捉え、放置せずに必ず再検査を受けましょう。**

検査の基準となるeGFR（イージーエフアール）（クレアチニン）や「尿タンパク」の数値は、腎機能の低下以外の影響を受けることも少なくありません。よって、**血液検査と尿検査を再度受けることが大切になります**（このとき、医師の判断で、血液検査でシスタチンCの数値も確認することもあります）。その結果、いずれかの数値が腎機能の低下を示し、それが3か月以上続くと、慢性腎臓病であると診断されます。

腎機能が低下した原因を特定し、適切な治療を受ける

再検査による数値から、慢性腎臓病のステージがわかります。慢性腎臓病のステージによって治療方法が異なるので、自分の腎臓が今どのような状態であり、将来どうなっていく可能性があるのか、何のためにどんな治療が必要なのかを、きちんと把握しましょう。

次に、**画像検査などで、腎機能が低下した原因を特定します。**糖尿病や高血圧、動脈硬化、脂質異常症など、慢性腎臓病の原因は多岐に渡るため、それぞれに適した治療法が選択されます。

腎臓病が疑われたら、やるべきこと

1 再検査を受ける

血液検査や尿検査をもう一度調べる。

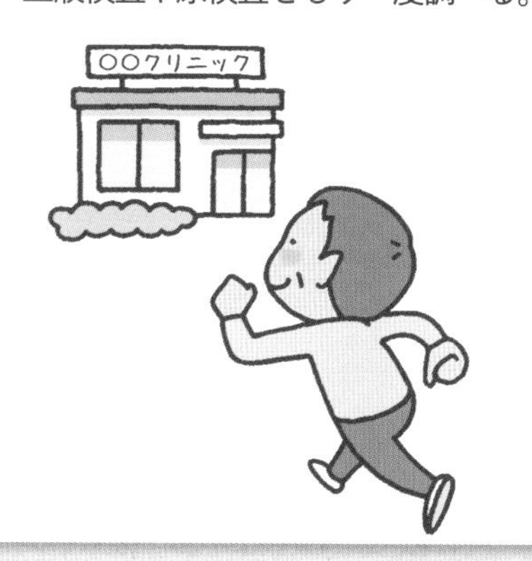

2 ステージを把握する

自分の腎臓はどのステージにあるのか把握し、治療に役立てる。

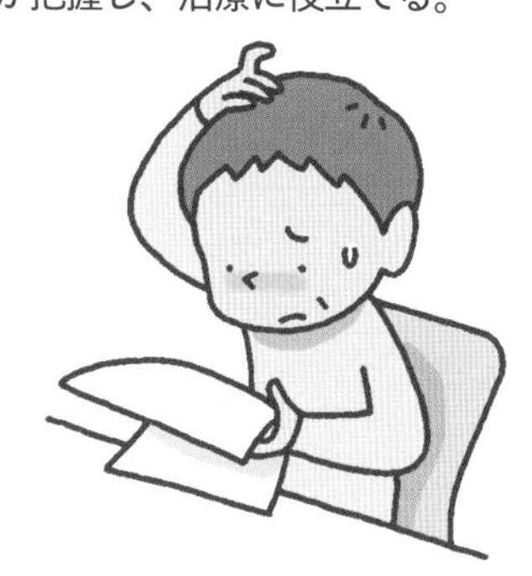

3 原因を特定する

原疾患によって治療法が変わるため、画像検査などで要因を特定し、治療法を決める。

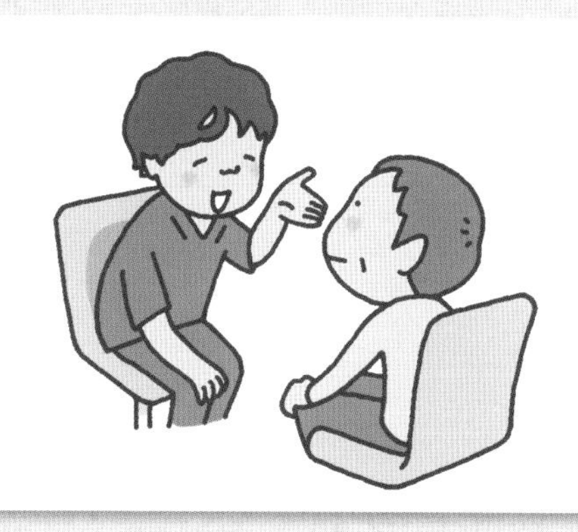

検査にひっかかったら、まずは再検査。本当に腎機能が低下しているのか、確認することが先決です。

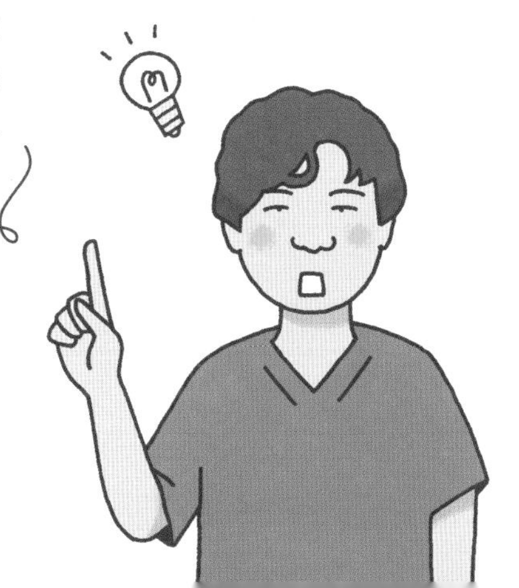

慢性腎臓病の治療のポイントは、腎機能低下の進行を抑制すること

悪化した腎臓は治らない。今ある機能を維持することが治療に

一度低下した腎機能は、もとに戻ることはありません。そのため、治療のポイントは、腎臓を治すことではなく、腎機能が低下するのを遅らせたり、食い止めたりすることで、今ある機能を維持すること が中心になります。その柱になるのが、食事療法と運動療法です。

腎臓に負担をかけないこと、身体機能を守ることがポイントに

食事療法のポイントは、腎臓にかかる負担を軽くすることです。エネルギーやタンパク質、食塩などをやみくもに制限するのではなく、必要な栄養はきちんと摂取することも大切です。ステージや原因によっては、食事制限が不要なケースもあります。何が必要で、何が不要か、医師や管理栄養士によく確認しましょう。詳しくは、第3章で紹介します。

次に、運動療法です。その昔は、腎臓病には運動がよくないといわれていましたが、近年、運動の有効性が注目を集めています。腎臓病になると筋肉や骨、心肺機能などが衰えやすくなり、身体機能は7割になるといわれています。適度な運動で身体機能の衰えをケアすることは、腎臓病の状態を改善することにつながります。運動療法のポイントは、第5章で紹介します。

なお、食事療法と運動療法は、腎機能を守るためだけでなく、腎機能低下の原因である生活習慣病やサルコペニアやフレイルの予防にも有効です。また、生活習慣を正すことは、慢性腎臓病に限らず、健康な体を維持するのに欠かせません。

腎臓にかかる負担を軽減するために行いたいこと

食事

腎臓にかかる負担を軽減させることが大切。自己流で取り組まないようにしましょう。

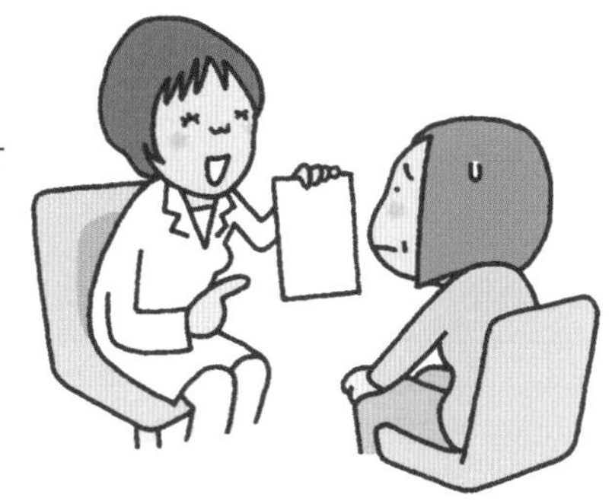

運動

適度な運動で、身体機能の衰えをケアする。

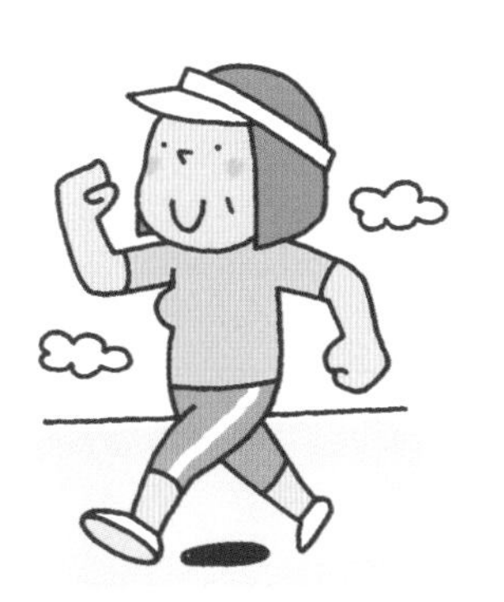

生活習慣の改善など

そのほか、健康な身体を守るためにも、生活習慣の改善なども欠かせない。

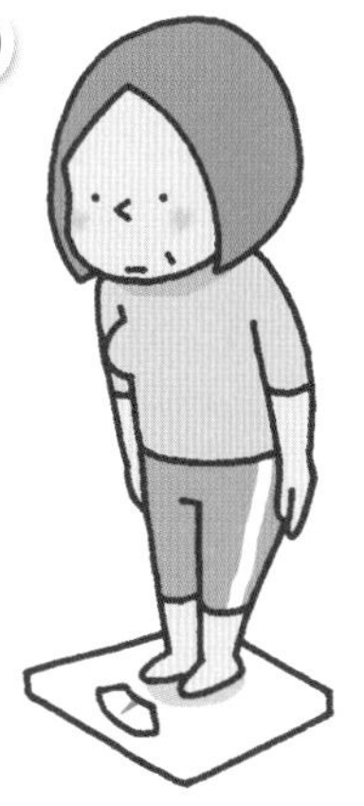

知っておきたい

フレイルは、「要介護」になる一歩手前の状態

フレイルは、加齢により身体的・認知的機能が低下した状態のことで、「虚弱」「老衰（ろうすい）」などを意味します。

フレイルが進行すると日常生活に支障が生じ、要介護状態になるといわれています。よって、フレイルの段階で適切な処置を行い、健康な状態に戻すことが重要です。

また、加齢に伴って筋肉量が減少し、筋力が低下する状態をサルコペニアといい、フレイルの原因のひとつになります。

フレイルを予防するためには、日頃から、低栄養にならないよう食生活に気を配ることが大切です。あわせて、適度な運動や周囲とのコミュニケーションを絶やさないことも心がけましょう。

原疾患別の治療のポイント

慢性腎臓病の原因に対処することが治療のポイントになる

第1章で述べたように、慢性腎臓病の原因はさまざまで、その人により異なります。そのため、慢性腎臓病の治療では、一番腎臓を悪くしている要因を探し、アプローチすることが大切になります。

糖尿病が原因の治療は、血糖値のコントロールが主になる

糖尿病が原因の慢性腎臓病のことを「糖尿病性腎症」といい、一般的に糖尿病が5~10年以上コントロール不良の状態が持続すると、腎機能にダメージが出始めます。人工透析に至る原因の中でも、もっとも多い疾患です。治療のポイントは血糖値のコントロール。糖分を中心とした食事療法、運動療法、投薬が基本です。また、早い段階でヘモグロビンA1c（エーワンシー）7.0％以下の状態を保つことで、腎機能の低下を遅らせることができます。

高血圧が原因の治療は、血圧のコントロールがポイント

高血圧、そして高血圧が続くことで起こる動脈硬化が原因の慢性腎臓病は「腎硬化症（じんこうかしょう）」（28ページ）といいます。治療のポイントは、血圧をコントロールすることで、塩分を中心とした食事療法、運動療法、投薬が基本になります。なお、血糖値と血圧をコントロールすることで、未来の腎臓を示す「尿タンパク」を減らす可能性も期待できます。

そのほか、IgA（アイジーエー）腎症（じんしょう）などの免疫の病気、多発性（たはっせい）嚢胞腎（のうほうじん）といった遺伝性の病気が原因の場合も、それぞれに対応する治療が必要になります。

原因別の治療法

●糖尿病性腎症

血糖値のコントロールがポイントになる。糖分を中心とした食事療法、運動療法、投薬が基本。ヘモグロビンA1c 7.0%以下の状態を保つことも有効。

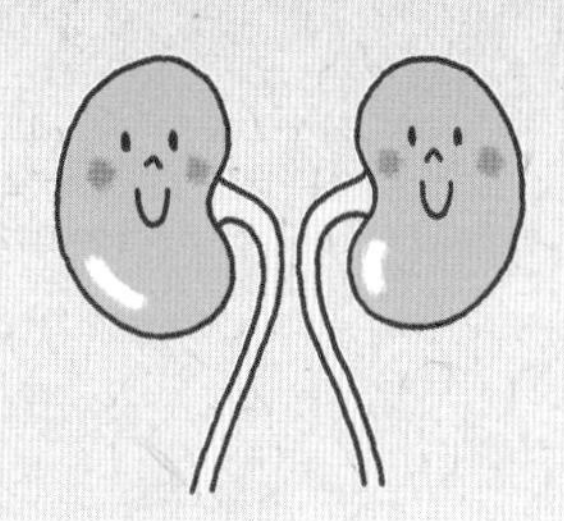

●腎硬化症（じんこうかしょう）

血圧をコントロールすることがポイントになる。塩分を中心とした食事療法、運動療法、投薬が基本。

●肥満

日本肥満学会の定めたBMIと生活習慣病の診断基準である腹囲をチェックする。糖尿病や高血圧、脂質異常症などにつながる可能性が高いため、これらを予防することがポイントになる。

●動脈硬化

LDLコレステロールや尿酸をチェックする。高齢者であればフレイル予防、中高年であれば脳心血管病の予防がポイントになる。

血圧の目標は、家庭で測定するときは以下を目安にしてください。
尿タンパクが出ていない場合
→135/85mmHg以下
尿タンパクが出ている場合
→125/75mmHg以下
ただし、75歳以上の場合は、
150/90mmHg以下を
検討することもあります。

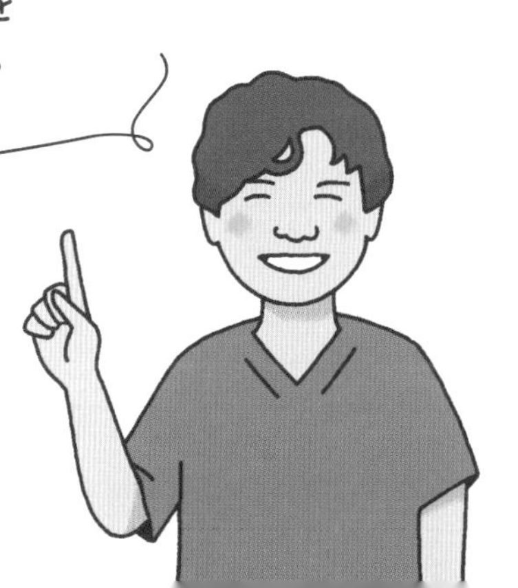

知っておきたい

ヘモグロビンA1c（エーワンシー）とは、血液中の糖分の状態を評価する指標

ヘモグロビンA1cとは、糖尿病の診断に用いられる数値で、過去約2か月程度の血液中の糖分の状態を評価する指標。数値が高くなるほど、血糖値の状態が悪いことを示します。

ヘモグロビンA1cが上昇する主な原因は、血糖値を下げるホルモンのインスリンが「効きづらい」、あるいは「不足している」ことが挙げられます。

ＱＯＬを向上させる腎臓リハビリテーションとは

腎臓リハビリテーションは運動・食事・精神面を包括的にサポート

腎臓リハビリテーションとは、腎臓リハビリテーション学会で認められた正式な治療のこと。治療中のＱＯＬ（Quality of life＝クオリティ オブ ライフ＝生活の質）を高めるために、ストレッチや有酸素運動、レジスタンス運動を中心に、食事・精神面などを包括的にサポートします。また、病気の経過が命に与える影響を改善する目的もあります。

身体の機能を向上させる効果と心臓や脳、腎臓を守る効果がある

腎臓リハビリテーションは、身体機能の向上、心臓や脳を守る、腎機能を守る、という3つの効果が期待できます。特に腎機能を守る効果については、新しい治療法として世界中で注目されています。なぜなら、腎機能は一度低下するともとに戻らず、治療のメインは腎機能を守ることだからです。

慢性腎臓病の人は、そうではない人と比較して、身体機能が7割であるとの研究報告がありますが、腎臓リハビリテーションはそのような状態になるのを予防する効果も期待できます。また、慢性腎臓病は、心臓や脳の病気を誘発することが指摘されていますが、腎臓リハビリテーションは、これらの予防にもなります。さらに、糖尿病や高血圧といった原因疾患を改善する効果も期待できます。

なお、腎臓リハビリテーションを行うにあたっては、心電図や血圧脈波検査（けつあつみゃくはけんさ）、心臓エコーなど、事前の検査が必要です。主治医と相談のうえ、運動の専門家である理学療法士、作業療法士の指導のもとに取り組みましょう。

腎臓リハビリテーションの3つの効果

- 身体機能の向上
- 心臓や脳を守る
- 腎機能を守る

さらに…
- ・サルコペニアやフレイルを予防
- ・慢性腎臓病が誘発する心臓や脳の病気の予防
- ・糖尿病、高血圧など、慢性腎臓病の原因疾患の改善

知っておきたい

腎臓リハビリテーションを行うための事前の検査

腎臓リハビリテーションに取り組む前には、右のような検査を受けます。

透析導入直前（eGFR15未満）の人や重度の糖尿病を患っている人、足の血流が悪い人など、運動が難しいこともあるので、医師に相談のうえ、取り組んでください。

行う場合も、理学療法士や作業療法士の指導のもと、安全に行いましょう。

- □ 血液検査
- □ 尿検査
- □ 心電図
- □ 胸部レントゲン
- □ 血圧脈波検査
- □ 心臓エコー（心臓病がある場合）
- □ 眼底検査（糖尿病がある場合）
- □ 神経伝導検査（糖尿病がある場合）

食事については第3章、第4章、
運動については第5章、
生活習慣については第6章で
詳しく紹介します。

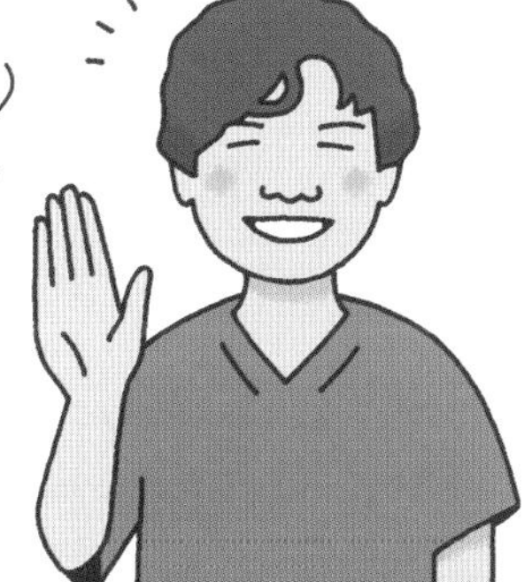

腎代替療法の一種、人工透析とは

ステージ5になると、腎機能の代役を果たす「人工透析」が必要になる

慢性腎臓病が進行すると薬での治療も限界があり、体に毒素と水分がたまっていきます。そのままでは生命にかかわるため、腎臓の機能をほかの手段で補うことが必要になります。補う方法を腎代替療法といい、そのひとつが人工透析です。人工透析は、「CKD（慢性腎臓病）の重症度分類」でステージ5になると視野に入ります。現在国内には、35万人近くの透析患者さんがいます。

人工透析には「血液透析」と「腹膜透析」がある

人工透析には、「血液透析」と「腹膜透析」の2つの方法があります。

「血液透析」は、体外にある機械に通して血液をきれいにする方法で、国内における透析患者さんの9割以上の人が選択しています。自宅では行えないため、週に3日医療機関を受診する必要があります。

もう一方の「腹膜透析」は、血管ではなく腹膜を使う方法です。自宅で行うことができますが、毎日行う必要があるため、自己管理できることが必須条件。腹膜が疲労すると継続が難しくなるため、5年ほどで「血液透析」に切り替える必要があります。

人工透析治療は一度始めるともとには戻れず、その後の人生を大きく左右します。人工透析に至らないように、腎臓の機能を守るための治療をすることが先決ですが、万が一に備えて準備をしておくことも治療の一環です。メリットやデメリット、生活環境を考慮し、しっかりシュミレーションし、納得したうえで始めることが大切です。

健康な腎臓を移植する「腎移植」は、日本ではさまざまな壁がある

腎代替療法の別の方法としては、腎移植もよく知られています。健康な腎臓を提供してもらい移植する方法で、親族から提供される「生体腎移植」と、亡くなった人から提供される「献腎移植」があります。日本では、ドナーの不足や死生観、医療制度などの壁があり、非常に時間がかかりますが、アメリカでは市民権を得ている一般的な治療法です。

そのほか、人工透析や腎移植も行わず、苦しみや痛みといった症状に応じて薬で緩和させる「緩和ケア」を選ぶ場合もあります。緩和ケアは、患者が超高齢者、寝たきり状態、認知症を発症している場合などが多く、本人や家族の希望により選択されることがほとんどです。

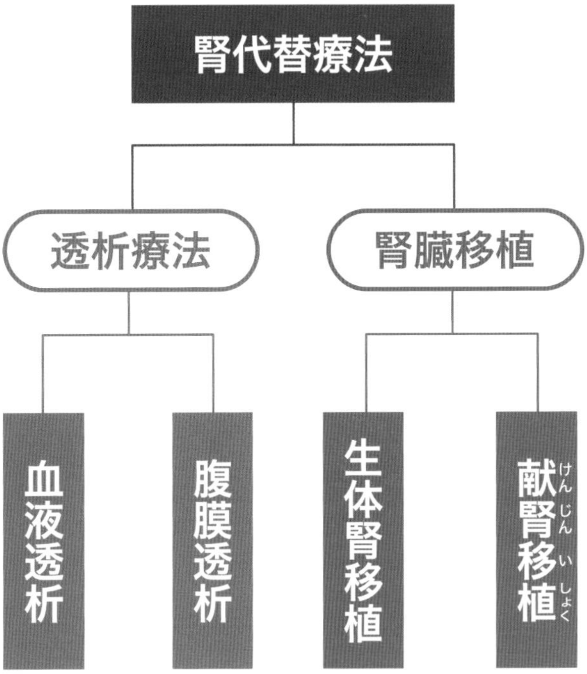

- 腎代替療法
  - 透析療法
    - 血液透析
    - 腹膜透析
  - 腎臓移植
    - 生体腎移植
    - 献腎移植

人工透析の方法

人工透析には、血液透析と腹膜透析の2種類の方法があります。患者さんの生活環境や生活スタイルなどを加味して、慎重に選ぶことが大切です。

●血液透析

血管内に、血液を出し入れするためのシャントという血液の通り道をつくり、そのバイパスに針を刺して血液を取り出し、きれいにした血液をまた戻します。事前に、シャントを作るための手術が必要になります。

●腹膜透析

おなかに小さな穴を空け、カテーテルという管を通します。その管を通して透析液を体に注入し、体からは老廃物や余分な水分を取り出します。感染症にかかる可能性があるため、自己管理が難しい人、認知機能が衰えていて家族のサポートが得られないような人などにはおすすめできません。

column

慢性腎臓病の最新の**検査**と**薬**

腎臓疾患の治療は年々進化し、さまざまな検査や薬の有効性がわかってきています。ここでは、専門の検査と近年話題の薬について紹介します。

＊2024年1月現在の情報です。

専門の検査

❶微量アルブミン尿検査

アルブミン尿は、腎臓のSOSの役割を担う尿検査の検査項目です。アルブミンはタンパク質の一種で、通常であれば尿に出るはずのない物質。ところが、腎臓の糸球体がなんらかのダメージを受けていると尿へ漏れ出て、アルブミン尿として検出されます。タンパク尿との違いは、出るタイミング。アルブミン尿は比較的早期に出るため、特に糖尿病性腎症の早期発見につながることが期待されています。

糖尿病性腎症の場合のアルブミン尿の分類

・正常アルブミン尿
30㎎/gCr 以下
・微量アルブミン尿
30-299㎎/gCr
・顕性（けんせい）アルブミン尿
300㎎/gCr 以上

糖尿病と診断されている場合は保険診療として検査を受けることが可能なので、定期的に検査することをおすすめします。通常の健康診断の項目にはないこともあるので、腎臓内科、もしくは糖尿病内科で検査を受けましょう。

❷ FGF23（エフジーエフにじゅうさん）

FGF23とは血液中のリンを調整するホルモンで、腎機能が低下すると分泌量が増加します。簡単に説明すると、腎機能が低下するとリンが排泄されにくくなり、血液中のリンの濃度が高くなります。濃度が上がると血管を傷つけるため、高くなったリンの濃度を下げるためにFGF23が分泌され、尿からの排泄を促して血液中のリン濃度を調整しようとするのです。

つまり、FGF23の上昇は、腎機能低下のサイン。初期から上昇するため、早期発見できる検査として注目を集めています。FGF23は、血液検査でわかりますが、一部の難病を除いて保険適用外。自費検査だと1万円ほどかかります。ちなみに、詳しくはわかっていませんが、FGF23の分泌によって尿中のリン濃度が高まることも、腎機能にはダメージがある可能性も指摘されています。

❸ InBody（インボディ）検査

腎機能が低下すると筋肉や骨にも影響が出るため、現在の筋肉量や骨の状態を把握することも大切です。

そのために有効なのが、体成分を測定するInBody検査。栄養状態や体のむくみなどを測定できます。保険適用はありませんが、医療機関のほか、フィットネスジムや自治体の運動施設など、測定器を設置している施設も増えています。

column

近年話題の薬

❶ SGLT2阻害薬

SGLT2阻害薬は、尿から糖分を出すことで血糖値をコントロールする糖尿病の薬の一種です。ここ数年で、さまざまなメカニズムから腎臓や心臓を保護することがわかり、大きな話題になりました。

薬名としては、フォシーガ、ジャディアンス、カナグルなどがあり、糖尿病ではない腎臓病の人にも服用できるといわれています。ただし、筋力が低下している高齢の人、尿路感染を起こしやすい人は控えたほうがいい場合もあります。

*検査や服用に関しては、主治医と相談してください。

❷ ミネラルコルチコイド受容体拮抗薬（MRA）

血圧を下げる薬ですが、腎臓及び心臓を保護する効果でも注目されています。

血液中のカリウム濃度が上がるデメリットがありますが、病態をみて可能な限り使いたい薬といわれています。薬名としては、セララ、ミネブロ、ケレンディアなどがあります。

❸ RAS系阻害薬（ACE阻害薬／ARB）

RAS系阻害薬は血圧を下げる薬のひとつで、フィルター役を果たす腎臓の糸球体にかかる圧を下げ、腎臓を守ります。昔から腎臓を保護する薬として使われている薬ですが、脱水になりやすい高齢の人などは、利用を控えることもあります。

第3章

腎臓を守る食べ方の基本

腎機能が落ちると、食事療法がスタートします。食塩やタンパク質、カリウムの調整について、見ていきましょう。医師や管理栄養士に相談する際にも役立ちます。

食事療法の目的は、「進行を抑制すること」「体調を良好に保つこと」

まずは、この食事療法の目的をしっかりおさえ、ポジティブに治療に取り組みましょう。

食事療法の目的をしっかりおさえることが大切

慢性腎臓病の食事療法というと、厳しい「食事制限」をイメージする方が多いと思います。中には「好きなものを食べられないなんて、生きる楽しみがなくなる」と不安に陥り、辛い思いをする人もいます。でも、本当にそうでしょうか——。食事療法は腎臓を守り、自分らしく生きるために行う治療。ここで改めて、食事療法の目的を考えてみましょう。

慢性的に低下した腎機能を回復させることは難しいことです。従って、食事療法の目的は、今の腎臓を守り、腎臓病の進行を抑制することが目的になります。また、治療を行うのは、自分らしく生き、さらに人生を楽しむためのはずです。そのためには、**体調を良好に保つことも大事な目的**になります。

食事療法の大切な役割は、腎臓の負担を軽減すること

食事療法では、頑張りすぎている腎臓の負担を軽減することも大切なポイントになります。少しでも負担を軽くしてあげれば、今ある腎機能を守り、進行を遅らせることにつながるからです。単に食べものを制限するのではなく、**負担を軽くするために何をどのように食べるかを考えること**。これがとても大切なことになります。

腎臓の働きはさまざまですが、特に食事とのかかわりが深いのが、「老廃物を尿として排泄する」「電解質（ミネラル）を調整する」という2つのこと。この章ではそのための食べ方を紹介します。

腎臓病における食事療法の目的

1 今の腎臓を守り、腎臓病の進行を抑制する

慢性的に機能が低下した腎臓を回復するのは難しい。

ガーン!
100%元に戻すのはちょっと…。
ダメ

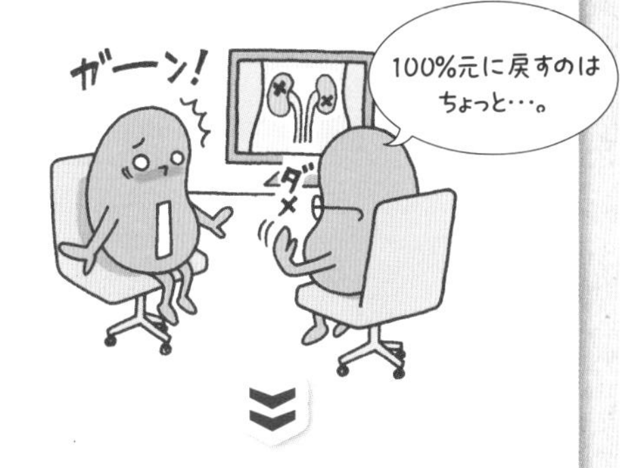

完治ではなく、進行を遅らせることがゴールになる!

食事の調整がカギになるよ!

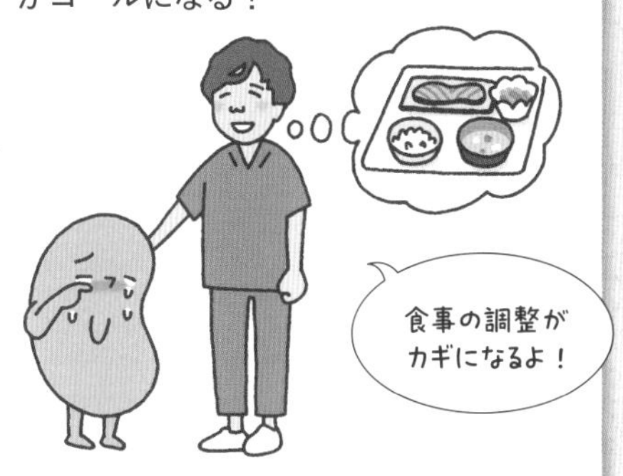

2 頑張りすぎている腎臓の負担を軽くする

機能が低下した腎臓は、健康な腎臓と同等の働きは難しい。

こんなに処理できないよ〜。

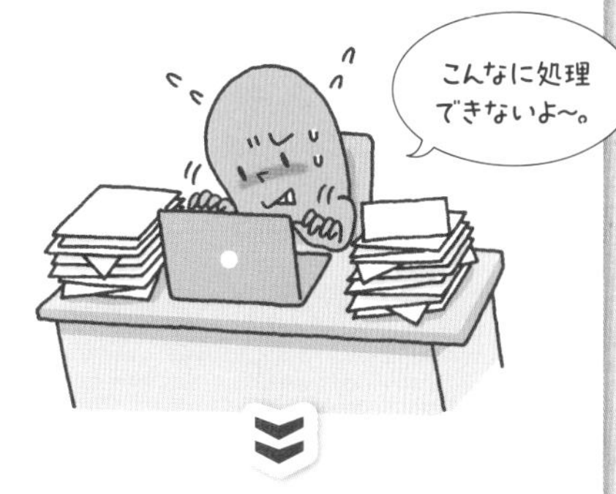

今の腎臓が処理できるように、食事面からも調整する!

これなら、処理できるよ!
パタリ

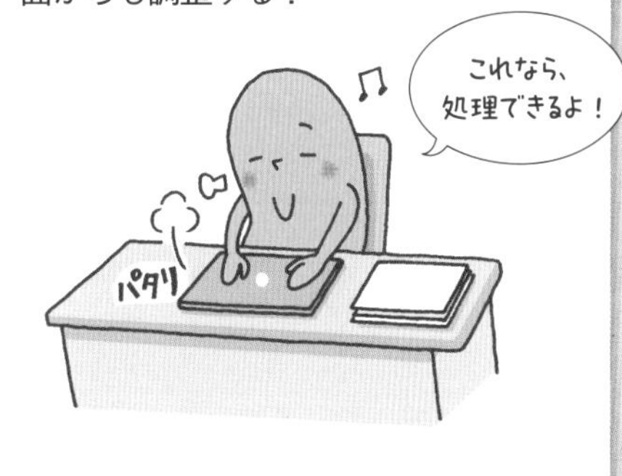

腎臓の機能が低下しているのに、健康なときと同じように食べ続けると、腎臓にかかる負担は増すばかり。今の腎臓に合わせて、食事の内容をカスタマイズしていきましょう!

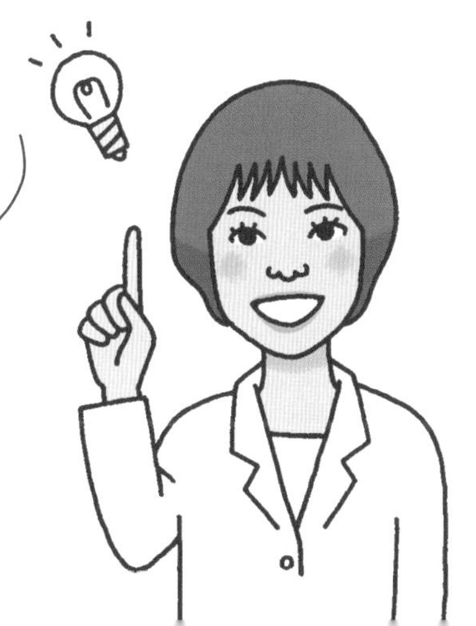

食事療法の3本柱は、食塩、タンパク質、エネルギー量の調整

腎臓の食事療法の中心は、食塩、タンパク質、エネルギー量の調整

食事療法は、腎臓機能の重症度に合わせて、内容が変わってきます。ステージG２までは、エネルギー調整や食塩の摂取量を守れば、健康な人とほぼ同じ食事がとれますが、ステージG３ａになると、タンパク質、ステージG３ｂになるとカリウムの調整が必要になります。そして、ステージＧ５以降で透析治療が始まると、水分摂取量を調整する必要が生じます（67ページ「慢性腎臓病ステージによる食事療法基準」参照）。

よって、腎臓病の食事療法の中心は、食塩、タンパク質、エネルギー量の調整になります。特に減塩は、腎臓病の食事療法ではよく知られていますね。では、それぞれの理由を説明しましょう。

❶ 食塩

食塩の主成分であるナトリウムは、体に必要なミネラルです。前述した通り、腎臓には電解質（ミネラル）を調整する役割があり、血液中のナトリウム濃度が一定になるよう調節しています。腎機能が低下した状態で食塩をたくさんとると、腎臓はたくさんのナトリウムを排出しなければならないので負担がかかります。また機能が落ちているため、尿への排出が十分できず、血液中のナトリウム濃度が上がって血圧が上昇。腎臓により負担がかかる悪循環に陥ります。

❷ タンパク質

タンパク質をとりすぎると、タンパク質を使った後に残る老廃物が多くなり、血液をきれいする役目

を担う腎臓に負担がかかります。一方、タンパク質は、内臓、骨、筋肉、肌などを構成するとても大切な栄養素。特に、高齢者が極端なタンパク質不足に陥ると、筋肉が減少するなど、健康寿命に大きく影響します。

❸ エネルギー量

エネルギーは、わかりやすくいえば、カロリーです。**とりすぎれば肥満になり、**糖尿病・高血圧・脂質異常症につながる可能性があり、腎臓に負担がかかります。一方、体のエネルギー源であるため、エネルギーが足りないと筋肉量が減少し、タンパク質不足と同じように、健康寿命に大きく影響します。

つまり、食塩、タンパク質、エネルギー量とも、ただ減らすのではなく、適正量に調整することがポイントになります。

＊本書では、食塩量＝食塩相当量を表しています。

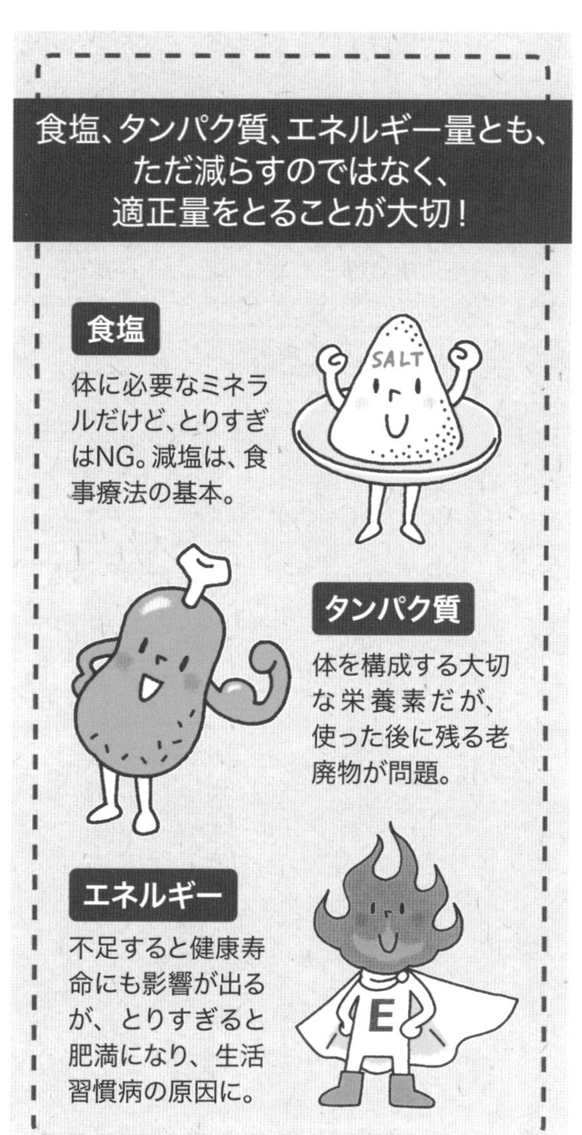

知っておきたい

食塩の主成分は塩化ナトリウム

食塩摂取量を考える際は、食塩中に含まれる食塩相当量で考えます。食塩相当量は、ナトリウムを食塩に換算した数値。

食塩の主成分は「塩化ナトリウム」で、塩素とナトリウムが結合したもの。どちらも体に必要なミネラルで、腎臓によって適正量に調整されています。このうち、減塩するうえで大切なのはナトリウム。調味料だけでなく、食材の中にも含まれています。

「慢性腎臓病ステージによる食事療法基準」をチェックしよう

表の見方を説明しましょう。

まず食塩ですが、ステージにかかわらず、1日3g以上、6g未満が適正量に当たります。

次にタンパク質ですが、標準体重1kgあたりの適正量が設定されています。ステージG1とステージG2では、「過剰な摂取をしない」とあります。

続いてエネルギー量。こちらもタンパク質同様、標準体重1kgあたりの適正量ですが、ステージにかかわらず、体重1kgあたり25〜35キロカロリーです。さらに、1日の活動量により調整し、必要なエネルギー量をとることが大事です。タンパク質量とエネルギー量は、いずれも医師の指示に従います。

最後にカリウムですが、ステージG3b以降から基準値が示されています。詳しくは76ページで説明します。

適正量を示しているのが慢性腎臓病ステージによる食事療法基準

食塩、タンパク質、エネルギー量の適正量は、腎臓学会によって作成されている「慢性腎臓病ステージによる食事療法基準」をもとに決められます。そのベースになっているのが、今の腎臓の状態がわかる「eGFR（イージーエファール）」のステージ。つまり、食事療法とは、「今の腎臓の状態に合わせた食べ方をすること」。表を見るとわかるように、ステージが進行するまで、食塩を除き、制限されないものもあります。なお、基準には、ステージG3b以降に調整が必要になるカリウムも含まれています。

食事療法での適正量は体重も考慮される

慢性腎臓病ステージによる食事療法基準(2014年)

*慢性腎臓病(CKD) ステージ G1～G5 の食事療法基準です。ステージ G5D(透析)の食事療法基準ではありません。 *体重は基本的に標準体重(BMI=22)を用います。

<table>
<tr><th>ステージ
(GFR)</th><th>エネルギー
(kcal/標準体重kg /日)</th><th>タンパク質
(g /標準体重kg /日)</th><th>食塩
(g /日)</th><th>カリウム
(mg /日)</th></tr>
<tr><td>ステージ1
(GFR≧90)</td><td rowspan="6">25～35</td><td rowspan="2">過剰な摂取をしない</td><td rowspan="6">3以上
6未満</td><td rowspan="3">制限なし</td></tr>
<tr><td>ステージ2
(GFR60～89)</td></tr>
<tr><td>ステージ3a
(GFR45～59)</td><td>0.8～1.0</td></tr>
<tr><td>ステージ3b
(GFR30～44)</td><td rowspan="3">0.6～0.8</td><td>≦2000</td></tr>
<tr><td>ステージ4
(GFR15～29)</td><td rowspan="2">≦1500</td></tr>
<tr><td>ステージ5
(GFR<15)</td></tr>
</table>

●ステージ3a、標準体重が50kgの人の場合…

エネルギー量：
25kcal～35kcal× 標準体重50kg＝1,250～1,750kcal／日

タンパク質量：
0.8～1.0g × 標準体重50kg＝40～50g／日

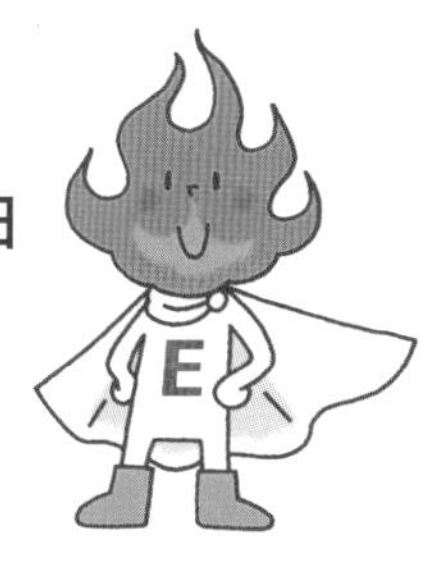

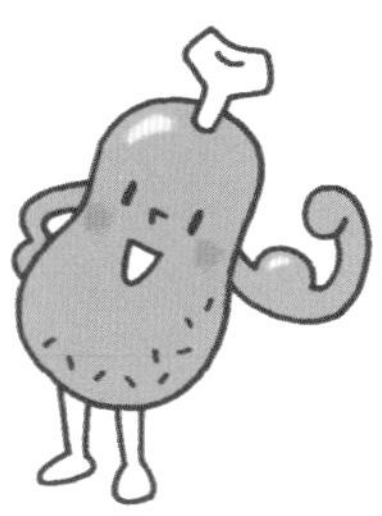

食事療法の内容は、医師が患者さんの年齢や重症度、また腎臓病の原因などから決めます。自己流はやめましょう！

慢性腎臓病（CKD）と食塩摂取

慢性腎臓病の食事療法で基本になるのが食塩を適正量に調整すること

慢性腎臓病の食事療法でもっとも基本となるのが、**食塩を適正量に調整することです**。

すでに述べた通り、腎臓は「体に不要なものを体外へ排出させる」臓器。腎機能が低下していると余分なナトリウムが排出されず、食塩の主成分であるナトリウムが血液中にたまります。血液中のナトリウム濃度が上がれば血圧が上がりますが、**高血圧も腎機能を低下させる大きな要因になります**。また、腎機能が低下すれば、腎臓が分泌する血圧を調整するホルモン、**レニンの分泌が強まるので、ここでも高血圧に傾いてしまいます**。

これが、食塩を適正量に調整する理由。そのため、慢性腎臓病のステージ（42ページ）にかかわらず、食塩を調整する必要があるのです。食塩を調整することは、腎臓を守るだけではなく、「心腎連関（しんじんれんかん）」（24ページ）にある心臓を守ることにもつながります。

1日の食塩の適正量は3g以上、6g未満。日本人の平均摂取量の約半分

食塩の適正量は、1日3g以上、6g未満。日本人の平均食塩摂取量は1日約10gといわれていますから、約半分の量になります。

そこでポイントになるのが食べ方。うまみや香辛料、酢を活用するなどのコツを覚えれば、食塩に頼らなくても、おいしい食事が楽しめます。そして、これが腎臓の負担を減らし、食事療法を続けるコツになります。なお、尿検査で、おおよその食塩摂取量を調べることもできます。

腎機能が低下している人が、高血圧になるしくみ

高血圧は腎機能を低下させる要因になりますが、
血圧はどのようにして上昇するのでしょう。

ナトリウムを摂取する

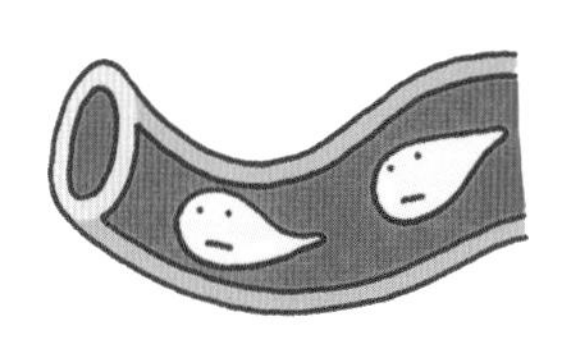

血液中のナトリウム濃度を薄めようとして、血液中に水分が取りこまれる。

血液量が増加する。

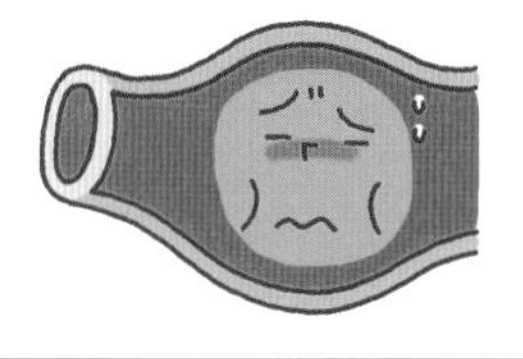

血管にかかる圧力が増す。

血圧が上がる。

さらに腎臓が悪化！

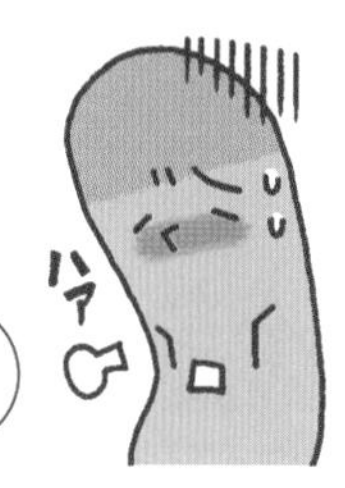

食塩の量を減らしてもおいしい
食事を実現するコツは、第4章
でお伝えいたします！

慢性腎臓病（CKD）とタンパク質摂取

タンパク質を使った後に残る老廃物が腎臓に負担をかける

私たちの体は筋肉や骨、内臓から酵素、ホルモンまで、タンパク質からできています。また、タンパク質は、体の大切なエネルギー源になります。

このように体にとって大切な栄養素であるタンパク質ですが、**腎臓の機能が低下すると、なぜ制限する必要がある**のでしょうか。

じつは問題になるのは、**タンパク質が使われた後に残る老廃物**です。

タンパク質は、体内で使われた後に、糖質や脂質からは出ない窒素化合物が残ります。腎臓の機能が正常であれば、窒素化合物は、腎臓でろ過されて尿として排出されます。しかし、**機能が低下していると十分に排出されず**、血液中にたまってしまいます。

タンパク質は、腎臓の働きにみあった量を摂取する

ただし、腎機能が低下しても、今の腎機能にみあった量ならば、排出することができます。そのため、**タンパク質の適正量は今の腎臓の状態がわかる「eGFR」（イージーエファール）のステージで判断します。**慢性腎臓病ステージによる食事療法基準摂取量」（67ページ）を見ればわかる通り、初期の段階（ステージG1、G2）では、「過剰な摂取をしない」とあります。

タンパク質が不足すると筋肉量が減り、サルコペニアやフレイルが進行する可能性が高まります。よって、**タンパク質は、腎臓の働きを守りつつ、筋肉量を維持するための適正量をとる必要があります。**タンパク質の制限は、必ず、医師の指示のもと、管理栄養士に相談しながら行いましょう。

タンパク質の摂取量を調整すると、腎臓の負担が軽くなる

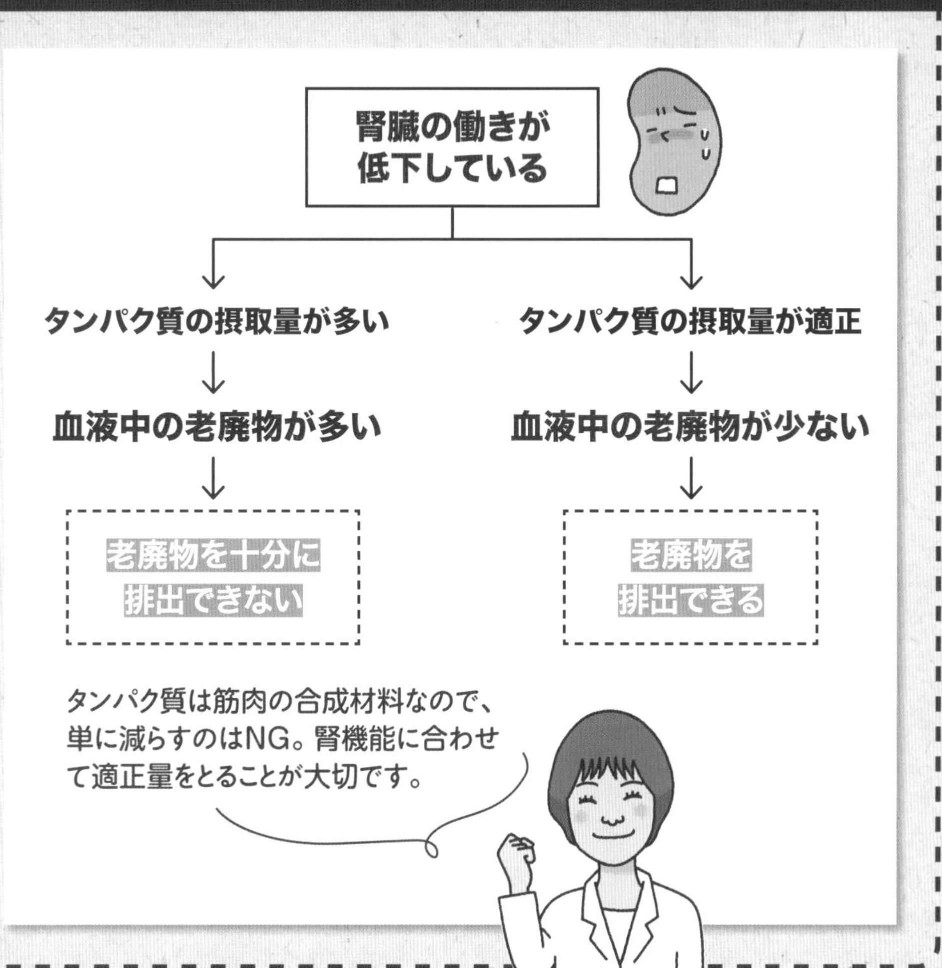

知っておきたい

食材の重さ＝タンパク質の量ではない

食材には水分や脂質など、タンパク質以外の成分も含まれます。つまり、食材の重さ＝タンパク質量ではありません。たとえば、鶏むね肉（皮なし）100ｇのタンパク質量は19.2ｇ。豚もも肉（皮下脂肪なし）は18.0ｇです。

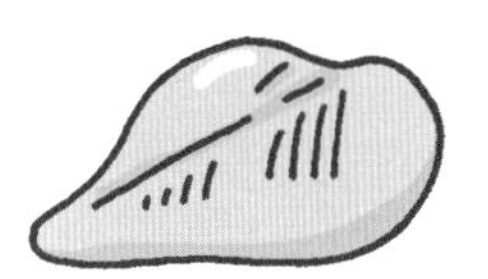

鶏むね肉（皮なし）
100ｇのタンパク質量
19.2ｇ。

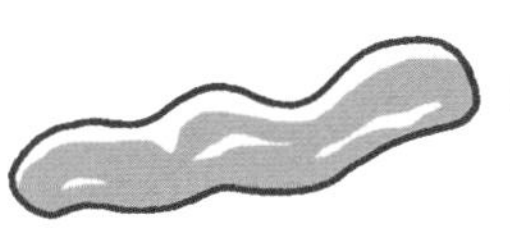

豚もも肉（皮下脂肪なし）
100ｇのタンパク質量
18.0ｇ。

慢性腎臓病（CKD）とエネルギー（カロリー）摂取

エネルギー（カロリー）はタンパク質、脂質、糖質から摂取する

慢性腎臓病の食事療法では、エネルギー（カロリー）量も調整します。

エネルギーとは、人間が生きて行くために必要なもの。三大栄養素である、タンパク質、脂質、糖質から摂取します。すでに述べた通り、「慢性腎臓病ステージによる食事療法基準摂取量」（67ページ）では慢性腎臓病のステージにかかわらず、標準体重をもとに適正量を調整します。

腎機能の低下を緩やかにするためにもエネルギーは適正量をとることが大事

エネルギー量の調整が必要な理由は、主に2つ。

1つ目の理由は、エネルギーをとりすぎると肥満になり、糖尿病や高血圧、脂質異常症の引き金になるから。いずれも慢性腎臓病の大きな要因で、腎機能の低下をすすめることになります。そのため、食事療法では肥満にならないよう、適正なエネルギーを摂取することがポイントになります。1日に必要なエネルギー量は、活動量をもとに調整します。

2つ目の理由は、エネルギー不足にならないため。エネルギー不足のデメリットは、体のタンパク質がエネルギーとして使われてしまうこと。70ページで述べたように、使われたタンパク質の老廃物が血液中に増えると、腎臓に負担がかかります。

摂取エネルギーを考えるとき、単にタンパク質を減らすとエネルギーが不足してしまいます。そこでタンパク質を減らした分のエネルギーを、脂質と糖質でカバーしつつ、バランスよくとることがポイントになります。詳しくは、74ページでお伝えします。

エネルギー量の調整が必要な理由

1 エネルギーを過剰にとると、肥満になり、慢性腎臓病の大きな要因になる糖尿病や高血圧、脂質異常症の引き金になる。

2 エネルギー不足になると、体のタンパク質がエネルギーとして使われる。使われたタンパク質の老廃物が血液中に増えると、腎臓に負担がかかる（70ページ）。

1日に必要なエネルギー量の求め方

身長 m	×	身長 m	× 22＝	標準体重*1 kg

標準体重 kg	×25～35kcal/kg*2＝	1日に必要なエネルギー量 kcal

＊1　標準体重とは、健康維持に最適な体重のこと。指標になるのが「BMI（Body Mass Index）」で、日本肥満学会では、BMI22を標準体重（適正体重）としています。

＊2　活動量が低い人は25～30、適度な活動量の人は30～35を目安に医師の指示がある場合は、その指示に従う。

例

身長170㎝、適度な活動量（30～35）の人の場合

1.7×1.7×22＝ 63.58kg ≒ 64kg（標準体重）

64kg ×30～35kcal＝ 1,920～2,240kcal

column

低タンパク質＝低エネルギーにならないためには

タンパク質を減らすことで、エネルギーが不足しやすくなる

慢性腎臓病の食事療法では、ステージによっては、タンパク質の摂取量を制限することもあります（70ページ）。ただ、**タンパク質の摂取量を減らして低タンパクの状態になると、低エネルギーになる**恐れがあります。なぜならタンパク質は三大栄養素のひとつで、体の大切なエネルギー源だからです。

エネルギー不足は、筋肉が減る原因に。活動量も減り、負のスパイラルに陥ることも

低エネルギーになると筋肉が分解され、筋肉が減少します。すると、日常生活をおくるために必要な体力が維持できなくなりなります。その結果、活動量が少なくなり、消費エネルギーが減少。食欲も減り、低エネルギー状態に追い打ちをかけ、負のスパイラルに陥ってしまうことがよくあります。

タンパク質を減らした分のエネルギーは、糖質と脂質でカバーする

そこで、タンパク質の量を減らした場合は、**足りなくなるエネルギーを残りの三大栄養素である糖質と脂質でカバー**することがポイントになります。これは食事療法を行ううえで、とても大切なことになるので、必ず覚えておきましょう。

糖質と脂質のとり方の配分も大事になります。「慢性腎臓病のステージによる食事療法基準」（67ページ）で適正なエネルギー量とタンパク質量をおさえたうえで、糖質と脂質もバランスを考えてとるようにしましょう。

具体的な調整のしかたは、第4章でご紹介します。

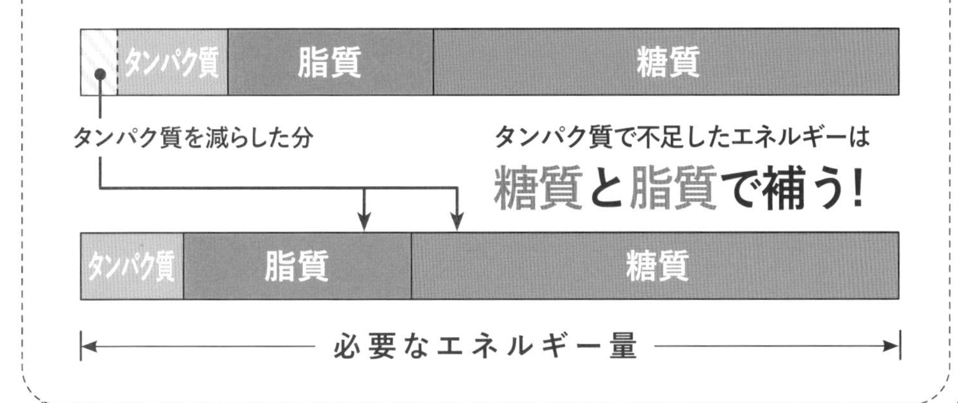

慢性腎臓病（CKD）とカリウム摂取

ステージが進むと、カリウムの調整が必要になる

カリウムは、高血圧やむくみを改善したり、筋肉の収縮を調整して正常に保ったりする働きがある、体調維持に欠かせないミネラルです。ほかのミネラル同様、血液中に一定の濃度で保たれています。通常は腎臓によって調整されているのですが、腎機能が低下すると過剰なカリウムを上手に排出できなくなり、血液中にたまっていきます。これが「高カリウム血症」。この状態が続くと、不整脈や心停止の原因になり、突然死につながることもあります。そのため、慢性腎臓病のステージがG３ｂ（43ページ）以降になると、摂取基準が設定されます。

ただし、ステージG３ｂ以降であっても、誰もがカリウム制限が必要なわけではありません。血液検査などの結果から、医師がカリウム制限を必要と判断した場合に取り組むようにしましょう。

カリウムの豊富な食材には、体調を保つための大事な栄養素も含まれる

カリウムは野菜や果物、海藻、豆類に多く含まれますが、それらの食材には、食物繊維や各種ビタミン、ミネラル、ファイトケミカルなど、腎臓を守り、健康な体をつくるための大事な栄養素も含まれています。

よって、カリウムの制限が必要になっても、カリウムが含まれる食材を適度にとることは必要です。そのため、食事療法では、カリウムを含む食材と調理法を考慮しながら、適量をとるようにしましょう。

腎機能が低下すると、カリウムを排出できなくなる

●健康な腎臓

カリウムを排出し、
一定量を保つ。

●機能が低下した腎臓

カリウムが十分に排出できな
くなり、血液中にたまる。

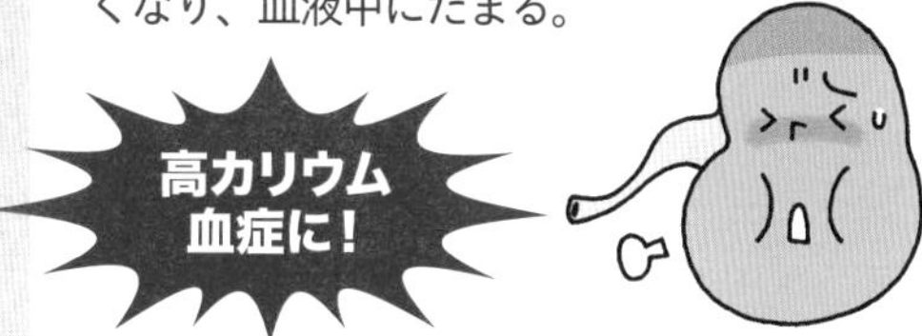

カリウムを知ろう

●主な役割

・高血圧やむくみの予防、改善する。
・筋肉の収縮を調整して正常に保つ。

●制限量

ステージ3b　≦2000
ステージ4以降≦1500

●多く含む食材

野菜、海藻、きのこ類、いも類、
バナナなどの果物。

●上手な減らし方（➡p.98）

・調理の過程でゆでこぼす。
ただし、ビタミンCなどが減少してしまう
デメリットもある。
・バナナ、ドライフルーツ、いも類を控える。
・生の野菜や果物より吸収率が高い野菜
ジュース、フルーツジュースを控える。

知っておきたい

カリウム制限をするかしないかは、血液検査の数値しだい

　腎機能の低下＝カリウム制限と思っている人が多いですが、これは勘違い。実は、カリウムをとっていたほうが、腎臓にはプラスになるという報告もあります。問題なのは、腎臓が悪いとカリウムがたまってしまい、心臓に悪影響を及ぼしてしまうことです。

　カリウム制限が本当に必要かどうか、またどのくらい減らせばいいのかという判断は、血液検査の結果から、医師が判断します。独断で制限することは避けましょう。

　なお、腸からのカリウムの吸収を抑えて、体内にカリウムが入らないようにする薬もあります。

慢性腎臓病（CKD）とリン摂取

リンの摂取量を制限するのは「高リン血症」を防ぐため

リンはミネラルの一種。カルシウム、マグネシウムとともに、主に骨を構成する材料になります。また、エネルギーを発生させるATP（エーティーピー）という化合物の構成成分にもなります。

リンはカリウムと同様、腎機能が低下すると尿から排泄できなくなり、血液中にたまり、血液の濃度が高くなります。これが「高リン血症」です。

リンを制限する場合は、吸収率の高い無機リンを減らす

血中のリンの濃度が高くなると、骨のカルシムを溶かすため、骨がもろくなる、動脈硬化や心筋梗塞のリスクが上がるなどの問題が生じます。腎機能が低下し始めたら、リンを含む食品のとりかたを考える必要があります。

リンは、通常の食事で不足することはあまりなく、過剰摂取のほうが問題になります。リンには、有機リンと無機リンがあり、腸からの吸収率は、無機リンのほうが高い傾向があります。腎機能が低下し始めたら、無機リンの摂取から控え、吸収率の低い有機リンを中心にとることがポイントになります。量だけでなく、吸収率を考慮すると、効果的に減らすことができるからです。ちなみに、無機リンは食品添加物に含まれるため、加工食品に多く含まれ、有機リンは大豆製品、肉類、魚介類、乳製品など自然の食品に多く含まれます。

また、リンはタンパク質の豊富な食材に多く含まれているので、タンパク質を適正量に調整することでも、自然に減らすことができます。

リンは不足するより、とりすぎが問題になる

いろいろな食品に含まれている

消化管からの吸収率が高い

↓

通常の食事から不足することは、ほとんどない。
加工食品の添加物にリンが多く使われているため、
とりすぎが問題に！

リンを知ろう

有機リン

植物性食品

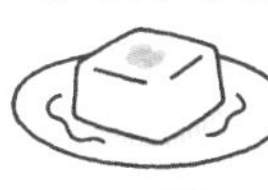
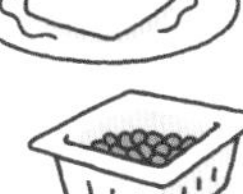

吸収率
20～40%

動物性食品

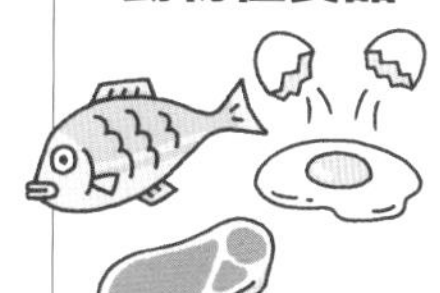

吸収率
40～60%

無機リン

食品添加物に多く含まれる

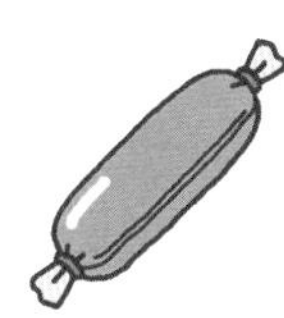
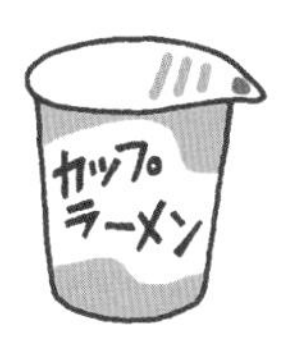

吸収率90%以上

無機リンが含まれることの多い加工食品

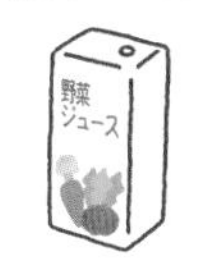

清涼飲料水

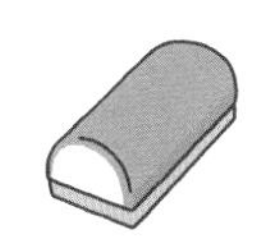

魚肉練り製品

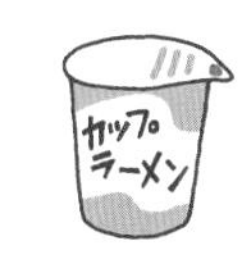

インスタント食品

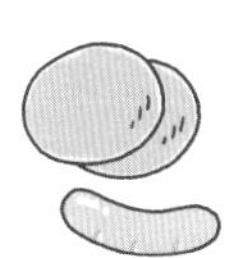

ハム、ソーセージ

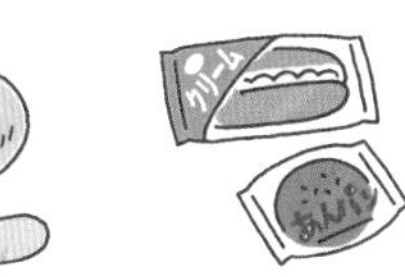

菓子パン

市販のおにぎり、お弁当

加工食品は、食べる頻度や量を減らしたい食品です。「よく食べる加工食品はあるかな?」「少し減らせるかな?」と振り返ってみましょう。

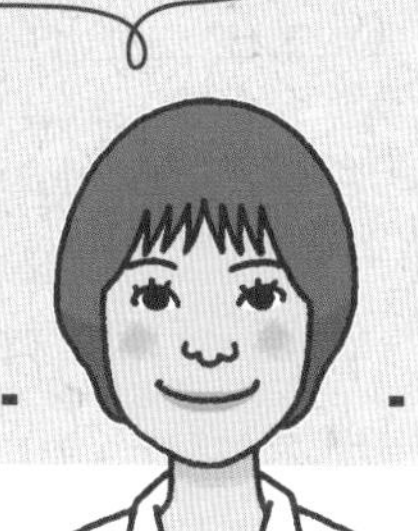

慢性腎臓病（CKD）の食事療法では、カルシウム不足にも気をつけよう

腎機能が低下すると、カルシウムが十分吸収されず、骨がもろくなる

ビタミンDはカルシウムの吸収を助け、カルシウムが骨に吸着し、沈着するのを促し、骨を強くする栄養素です。カルシウムとビタミンDはセットでとることが大切なのは、ご存じの人も多いと思います。

ただ、ビタミンDは、そのままでは作用せず、腎臓や肝臓で活性化されて「活性型ビタミンD」になることで、はじめて作用します。つまり、腎臓にはビタミンDを活性化させる働きがあるのです。

腎臓の機能が低下すると、この「活性型ビタミンD」が十分に生成されないため、カルシウムが吸収されず骨がもろくなります。

慢性腎臓病になると骨折しやすくなる原因の一つになります。

食事療法では、カルシウムが不足しないように、意識してとる

骨の健康は健康寿命に直結しますので、慢性腎臓病の食事療法では、カルシウムが不足しないように意識してとることを考えます。ただし、血液中のカルシウムが増えすぎると、動脈硬化や血管の石灰化を進行させることも。血液検査でカルシウム値を確認しながら、適正量を摂取することが大切です。

カルシウムの摂取量は、どちらかというと不足している場合が多いので、食事からとることも意識しましょう。なお、生成が低下した「活性型ビタミンD」をカバーするため、必要に応じてビタミンDを補う薬を併用することもあります。いずれにしても、自己流ではなく、医師の指示のもとに、効果的な食事療法を進めていきましょう。

慢性腎臓病（CKD）と水分摂取

腎機能が低下すると水分の調整が難しくなる

腎臓には、体内の水分量を調節する働きがあります。第1章でも述べたように、「糸球体（しきゅうたい）」で原尿をつくった後、「尿細管（にょうさいかん）」で体に必要な水分を再吸収し、体内の水分を調整して適切な量を保ちます。

腎機能が低下するとこの調整がうまくいかず、また、尿をつくる機能も衰えるため、体に余分な水分がたまり、むくみが出ることがあります。水分がたまった状態は心臓にも負担がかかります。

脱水状態になると、腎臓に負担がかかり、腎機能の低下のリスクが上がることも

習慣的に水分摂取が少ない場合や脱水状態になると、逆に腎臓に負担がかかり、腎機能低下のリスクが上昇することも示されています。どの程度水分を摂取するかは、今の腎機能の状態と、合併症や体調を考慮して考えます。

水分摂取についてはよくわかっていないことも多いですが、現段階では飲みものからとる水分は、ステージG３、G４においては、1日1〜1．5リットル程度の摂取が末期腎不全のリスクがもっとも低かったと報告されています。

食事量が減ると、水分量も減るので要注意

なお、水分は飲みものだけではなく、食品や料理にも含まれます。食事量が減るとその分とれる水分が減ってしまうので、注意が必要です。いずれにしても、水分の摂取については、自己判断ではなく、必ず医師に相談することが大切です。

column

治療を続けるためにも ストレスはこまめに解消しよう

治療の正しい知識をもつこと。そして定期的な運動がストレス軽減につながる

ストレスを感じると、レニンというホルモンが出て血圧が上がったり、アドレナリンというホルモンが分泌されて血糖値が上がったりすることがあります。また、ストレスから暴飲暴食に走れば、脂質異常症になる可能性も高くなります。高血圧、高血糖、脂質異常症は、腎臓病に大きなダメージを与えますから、**ストレスは腎臓にとって悪影響**でしかありません。

食事制限への不満、病気への不安など、慢性腎臓病の治療から、ストレスがたまることもあるでしょう。事実、**慢性腎臓病の患者さんは、抑うつ傾向になりやすい**といわれています。

対策としては、**症状や治療について正しい知識をもつこと**。これにより、我慢の連続や過剰な不安から、多少なりとも解放されます。さらに、**定期的な運動も非常に有効**です。

ストレスを感じたら、放置したり、ため込んだりせず、こまめに解消すること。これが、腎機能を守る治療につながります。

第4章

もり式 食事療法が ラクになる テクニック

食事療法を続けるコツは、無理をしすぎないこと。ここでは、減塩やタンパク質量の調整などの食事療法に役立つテクニックをご紹介します。焦らず、気長に取り組みましょう。

腎臓病の食事療法は、「主食」「主菜」「副菜」を組み合わせた献立で考える

腎臓病の食事療法では、栄養バランスを考えることが大切

腎臓病の食事療法と聞くと、「減塩」や「タンパク質量の調整」が必須と思っている人が多いですが、**「栄養バランスのとれた食事」を用意することも、同じくらい大切**です。

「栄養バランスのとれた食事」とは、「主食」「主菜」「副菜」を組み合わせた献立のこと。これらをそろえることで、栄養バランスが自然と整います。

「副菜」の量は、「主食」「主菜」の内容を加味して考える

食事の基本は、1日3食、規則正しくいただくこと。毎回の食事は、「主食1品」「主菜1品」「副菜1~3品」が基本となり、これに乳製品と果物を1日に1回ずつとります。

副菜が1~3品と幅があるのは、主菜や主食の内容により変わってくるからです。主菜や主食に、副菜の主材料となる野菜やいも類、きのこ類、海藻類などが使われていれば1~2品、反対に使われていない場合は、2~3品になります。具体的な組み合わせ方は、この後に紹介していきます。

栄養バランスのとれた食事とは…

- 1日3食
- 毎食、「主食1品」「主菜1品」「副菜1～3品」をそろえる
- 1日に1回、乳製品と果物をとる

食事の組み合わせのパターン

食事の組み合わせのパターンは、大きく分けて3つ。
「主食」「主菜」の内容により副菜の数が変わります。

❶ 主食 ＋ 主菜 ＋ 副菜2〜3品
❷ 主食 ＋ 野菜多めの主菜 ＋ 副菜1〜2品
❸ 主食と主菜・副菜を兼ねた料理 ＋ 副菜1〜2品

❶ 主食 ＋ 主菜 ＋ 副菜2〜3品

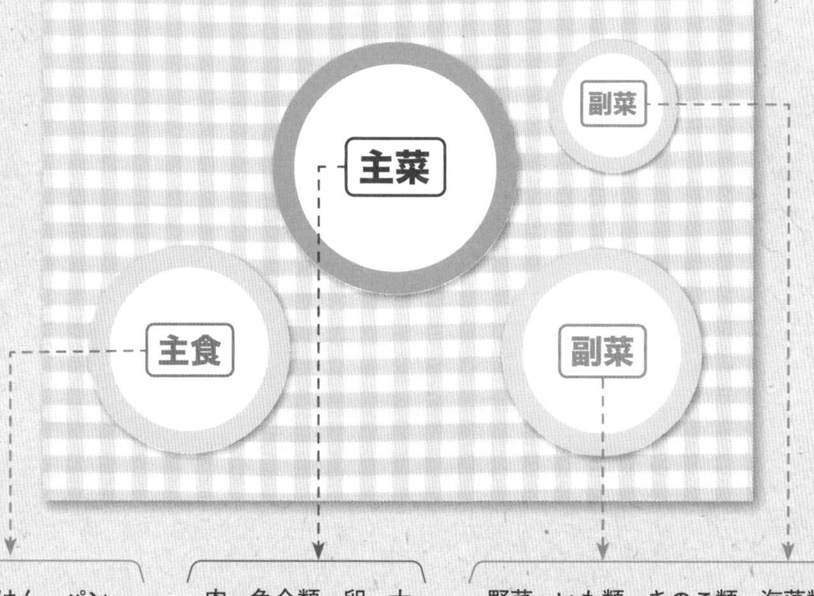

ごはん、パン、めん類など。主に炭水化物（糖質・食物繊維）を補給する。

肉、魚介類、卵、大豆、大豆製品を使ったおかず。主に、タンパク質を補給する。タンパク質摂取量の調整が必要な人は、96ページを参照。

野菜、いも類、きのこ類、海藻類を使ったおかず。主に、ビタミンやミネラル、食物繊維を補給する。野菜は1日350g以上、1食約120gとる（87ページ）。いも類、きのこ類、海藻類を使ったおかずを、1日1皿程度加える。

❷ 主食 ＋ 野菜多めの主菜 ＋ 副菜１〜2品

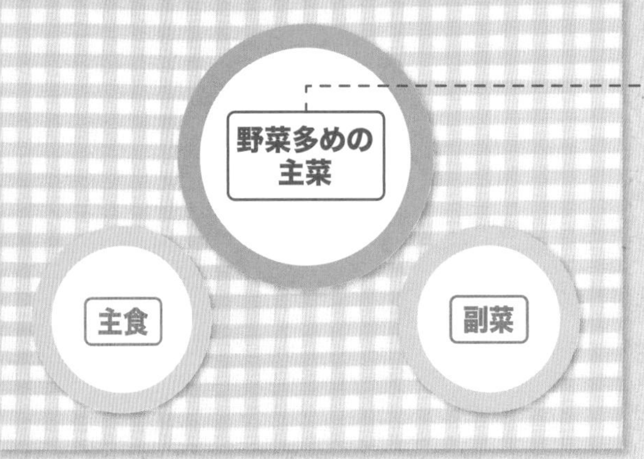

肉、魚介類、卵、大豆、大豆製品を使ったおかずに、野菜が加わることで、副菜の役割も兼ねる。
例）回鍋肉、アクアパッツァなど。

❸ 主食と主菜・副菜を兼ねた料理 ＋ 副菜１〜2品

主食と主菜・副菜を兼ねた料理。主食に、肉や魚などのタンパク質を含む食材と野菜などが入ることで、主菜と、副菜の役割も兼ねる。
例）ハムとレタスのサンドイッチ、豚肉と野菜のチャーハンなど。

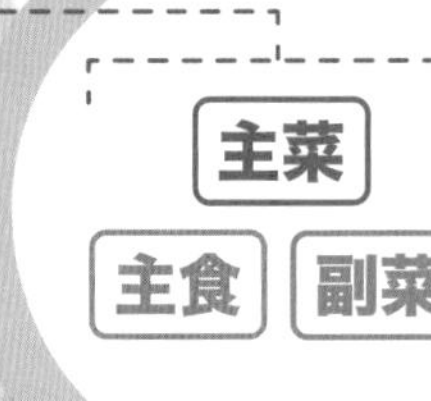

副菜

さらに 果物と乳製品は、1日に1回とる。

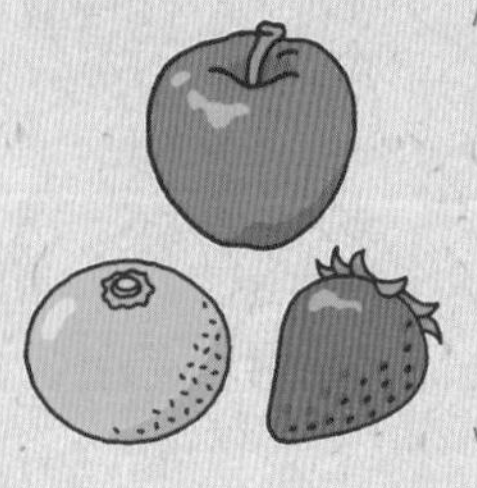

みかん、いちご、キウイフルーツなどの果物から、糖質、食物繊維、ビタミン、ミネラルなどを補給する。

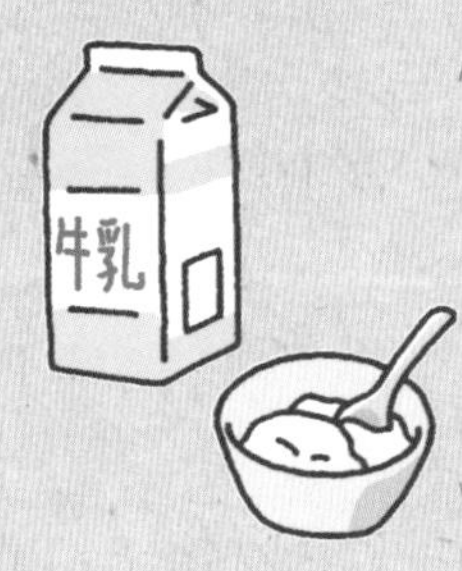

牛乳やプレーンヨーグルトなどから、タンパク質、ビタミン、カルシウムなどを補給する。

column

野菜は1日350g以上とろう

体にやさしい食事には、野菜は欠かせません。
現在、成人1日の野菜摂取量の目標は、350g以上とされています。

350ｇの野菜については、120ｇは緑黄色野菜から、230ｇは淡色野菜からとるのが望ましいとされています。

350ｇの野菜を３食で分けると、１食120ｇ。小鉢１皿の野菜量を約60ｇとすると、１食で２皿、１日で６皿の計算になります。

ほうれん草や小松菜などの葉もの野菜は、加熱すると量が減るので、ゆでたり、炒めたりするのがおすすめです。また、時間のあるときに、使いやすい大きさに切ってゆでてストックしておくと、すぐに使えるので便利です。

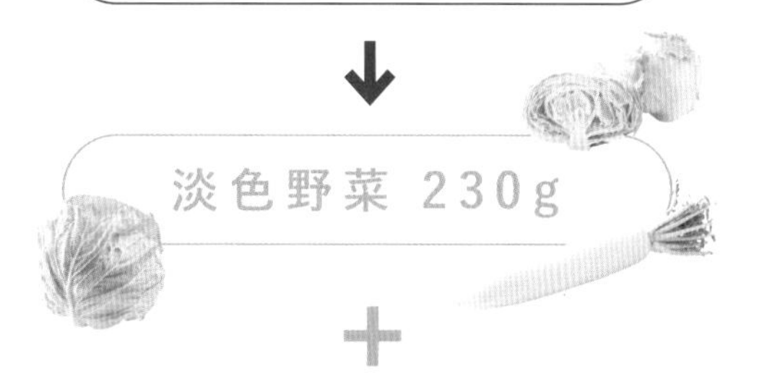

＋

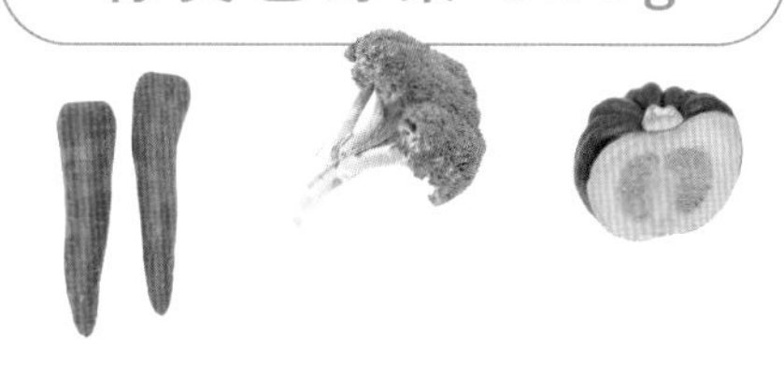

ストック野菜の作り方

＊小松菜、ほうれん草、ブロッコリー、キャベツ、にんじんなど。

ゆでる

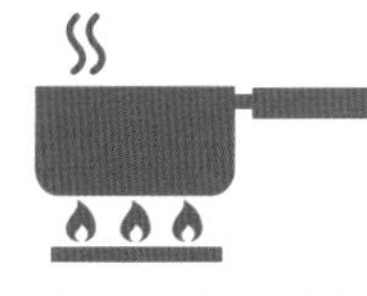

野菜を食べやすい大きさに切って、沸騰した湯でゆでる。粗熱がとれたら、保存容器などに入れて、冷蔵または冷凍で保存する。

レンチンする

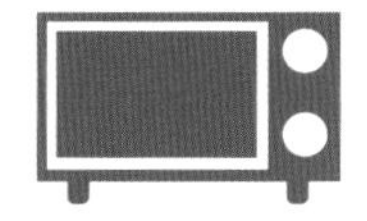

野菜を食べやすい大きさに切って、耐熱容器に入れて電子レンジで加熱する。加熱時間は、野菜120ｇにつき600Wのレンジで１分30秒が目安。

おいしい食べ方

ゆでやさい ＋ おかか
＋ しょうゆ少々

おかかのうまみで、コクがアップ。満足感のある味わいになります。そのほか、104ページでも紹介します。

食事療法のカギ、「減塩」についてマスターしよう

1日の食塩摂取の目標量は3g以上6g未満

67ページでも述べましたが、「慢性腎臓病ステージによる食事療法基準（2014年）」では、慢性腎臓病の人の1日あたりの食塩摂取の目標量は、「**3g以上6g未満**」と示されています。1日3回の食事で考えると、**1食あたり2g前後**の計算になります。

とはいえ、食塩3gや6gがどのくらいの量なのか、ピンとこない人も多いことでしょう。そこで、90ページでは、調理のしかたや食べ方など、減塩に役立つテクニックを幅広くご紹介します。また、よく使う調味料や食品の食塩相当量も見ていきます。**自分ができそうだなと思うものから、ぜひチャレンジしてみてください。**その1つに慣れてきたら、もう1つ取り入れ、徐々に増やしていけるといいですね。

減塩は、頑張りすぎない。コツをつかんで継続しよう

具体的な方法を知る前に、まずは減塩に対する心がまえやコツについて、考えてみましょう。

減塩を余儀なくされると、多くの人は、必要以上に自分に厳しくなったり、完璧を目指したりしがちです。もちろん、努力することは大事ですが、ストイックすぎると、**途中で挫折したり、リバウンドする可能性があります。**また、食欲がなくなり、食事量が減ってしまうこともあるので、注意が必要です。

減塩を成功させるコツは「できること」から始めること

食塩摂取の目標量は1日6g未満と示されていますが、必ずしも3食で均等にとらなくても大丈夫で

す。たとえば、おいしい会食がある日や、大好きなラーメンを食べたい日は、別の2食で食塩の量を減らして調整すれば、それでよいのです。このことを知るだけでも、明るい希望が見えてきますね。

「あれもダメ、これもダメ」「〜は絶対にダメ」などという考えはやめて、まずは「できること」から始めてみましょう。たとえば、「ラーメンなどのめん類の汁は、最初と途中と最後の3口だけにする」「夕はんは好きな味を楽しむけど、朝食と昼食は薄味を心がける」「2〜3週間かけて、徐々に薄味にする」などです。敷居を低くすることで、比較的簡単に目標を達成できます。そして、目標を1つ達成することで、次のチャレンジにも前向きに取り組めます。

食事療法とは、長いつきあいになります。気持ちを楽にもち、できること1つから始めていきましょう。

ラーメンの汁は飲み干さない！

夕はんは好きな味を楽しむ。

徐々に薄味にする。

1日あたりの食塩摂取量の目標
↓
3g以上6g未満

＊1食あたり2g前後。
＊3食で均等にとらなくてもOK！ 1日の総量として考える。

食事療法は、がまんの連続では、続きません。
減塩のコツを知って、楽しみながら、取り組みましょう!

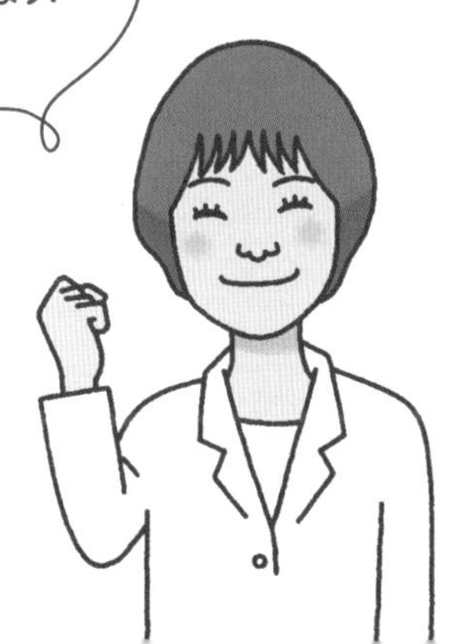

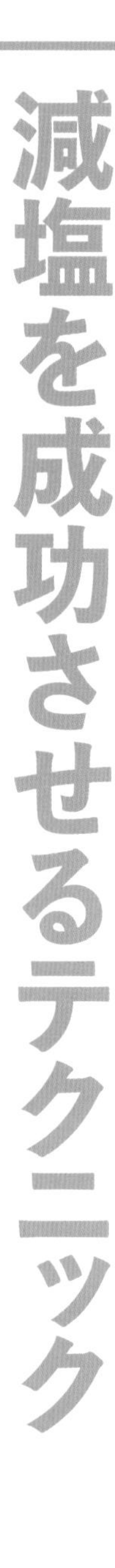

調理の工夫

調味料は、目分量ではなく、きちんと計る

調味料は目分量ではなく、きちんと計って使います。「だいたいこのくらいかな」と、目分量で入れると、使いすぎの原因に。最初は面倒でも、慣れてくれば意外と手間はかかりません。まずは、計量スプーンや計量カップをそろえましょう。100均でも購入できます。

塩を指でつまんだときの分量の目安

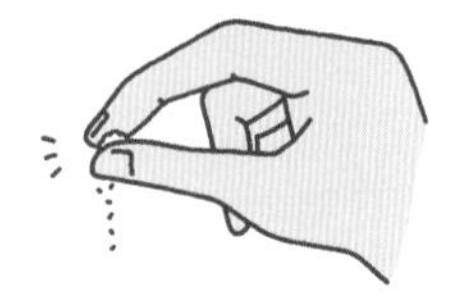

親指と人差し指の２本でつまむと、約0.3ｇ。

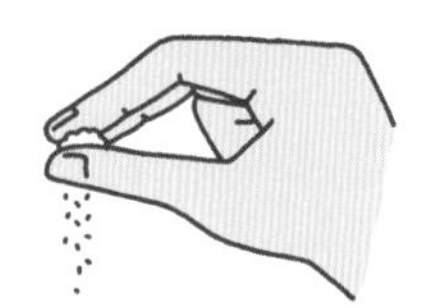

親指、人差し指、中指の３本でつまむと、約0.5ｇ。

大さじ1

大さじ１＝15㎖

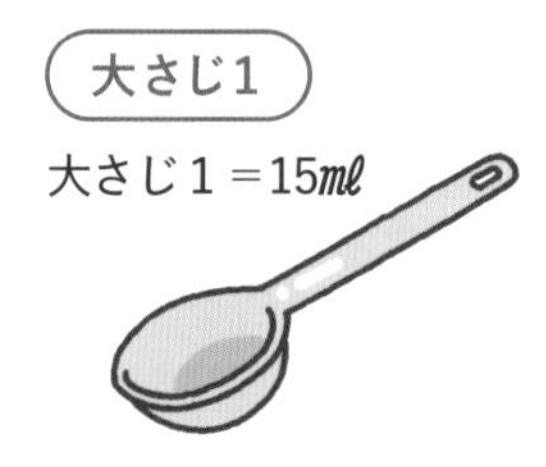

小さじ

小さじ１＝５㎖

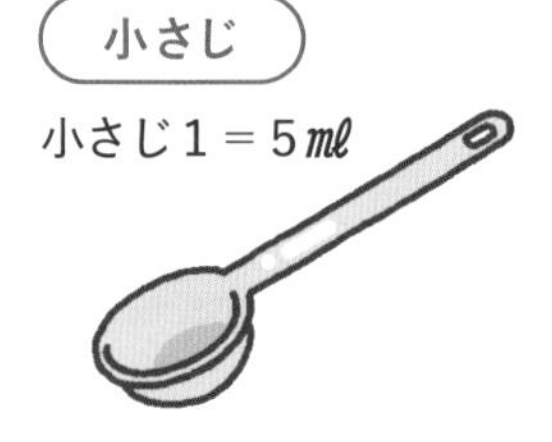

ミニスプーン

ミニスプーン＝１㎖

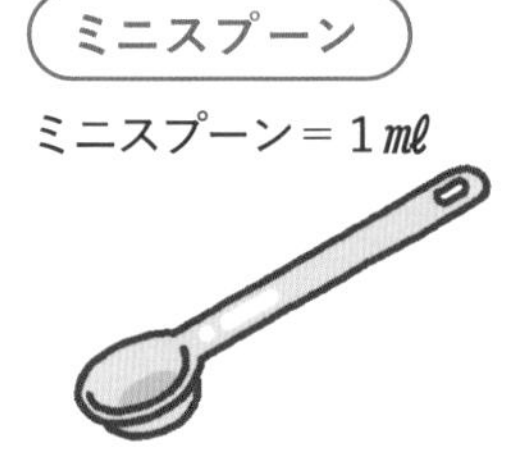

香味野菜や酢などの調味料を活用する

にんにくやしょうが、大葉、長ねぎ、みょうがなどの香味野菜を使うと、味に深みがでて、薄味でも満足感のある味わいになります。たとえば、冷ややっこは、かつお節やみょうがなどをのせると、少量のしょうゆでも、しっかりした味が楽しめます。調味料では、酢やカレー粉などがおすすめです。

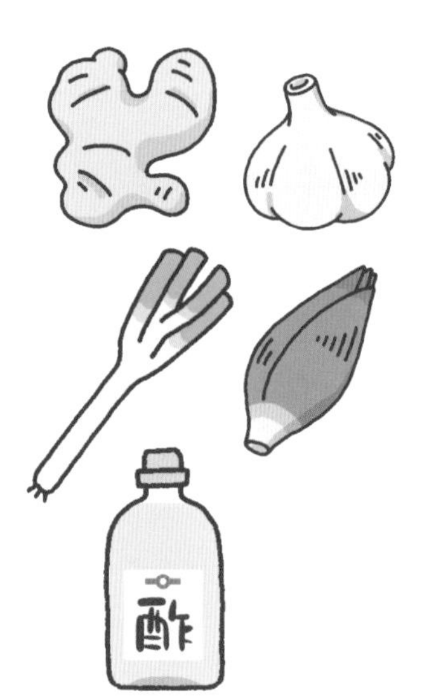

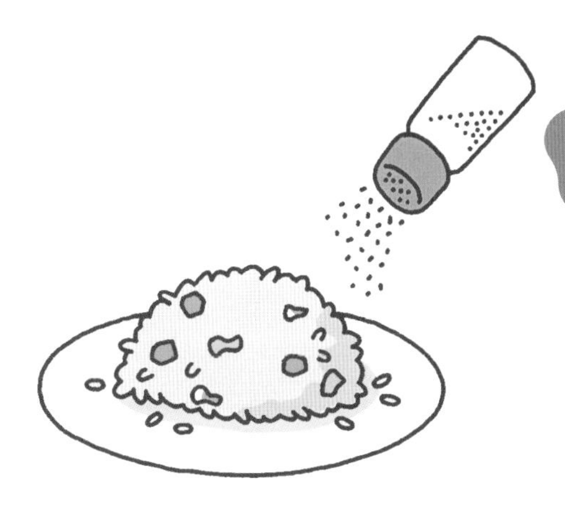

調理の工夫

塩は最後にふる

たとえばチャーハン。フライパンのなかで味つけすると、かなりの量の調味料を使わないと味が行き渡りません。これに対して、食べるときに、料理の上から調味料をかけると、少ない量で満足感のある味わいになります。

調理の工夫　食べ方のコツ

味は変えずに、飲む量を減らす

減塩を考えると、スープやみそ汁などの汁ものは、薄味にすることが多いですが、薄味のものをたくさん飲むのではなく、いつもの味を少量飲む手もあります。量は少なくても満足感を得られるので、試してみてください。

調理の工夫

とろみをつける

水溶き片栗粉などで、とろみをつけると、舌に味がまとわりつき、薄味でも満足感ある味わいになります。定番の野菜炒めなども、時には、とろみをつけるといいですね。

調理の工夫

黒砂糖や黒酢などを使って濃い色にしあげる

煮ものなどの料理は、色が濃いほうが、おいしそうに見えることがあります。また、こっくりした味を想像し、食欲が湧くことも。視覚からの満足感も大切なので、調味料に、黒砂糖や黒酢を使うのもおすすめです。

こってりした色は、薄味に見えづらいため、食欲も刺激します。

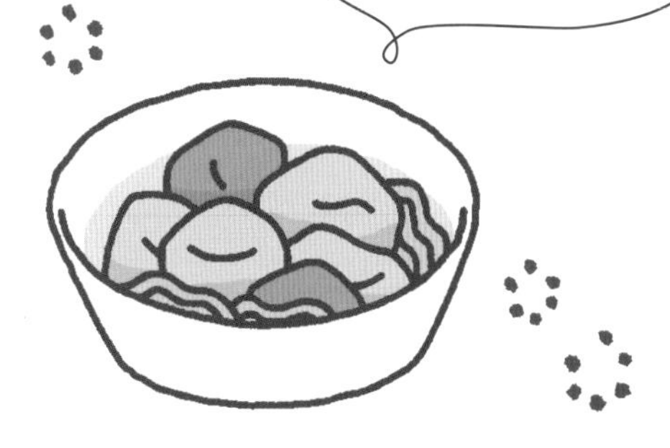

調味料を組み合わせる

しょうゆやソースなどの調味料は、食塩相当量の少ない酢などの調味料や、しょうがなどの香味野菜と合わせることで、量を減らしても、満足感のある味を得られます。試してみましょう。

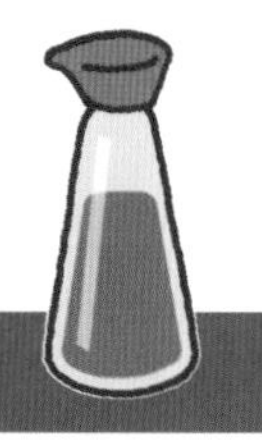

しょうゆ編

調味料	食塩相当量
◎しょうゆ…小さじ2 ◎酢…小さじ1	1.7g
◎しょうゆ…小さじ1½ ◎しょうが…適量	1.3g
◎しょうゆ…小さじ1 ◎酢…小さじ2 ◎おろししょうが…適量	0.9g
◎しょうゆ…小さじ1 ◎酢…小さじ1 ◎砂糖…小さじ½ ◎ごま・ねぎ…各適量	0.9g

多 ← 食塩相当量 → 小

ソース編

調味料	食塩相当量
◎ウスターソース…大さじ1	1.5g
◎トマトケチャップ…大さじ½ ◎中濃ソース…小さじ1	0.7g
◎トマトケチャップ…大さじ1 ◎水…大さじ1	0.6g

多 ← 食塩相当量 → 小

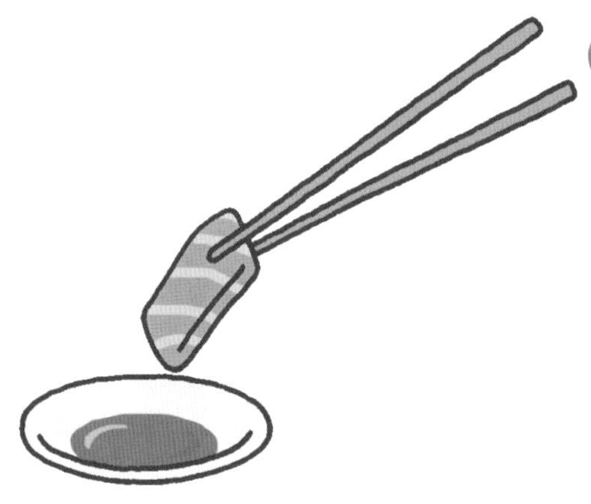

かけずに、つけながら食べる

しょうゆや塩、ソースなどの調味料は、料理にかけず、つけながら食べます。これだけで、調味料の量が減るので、減塩につながります。また、少量でも味をしっかり感じることができます。

食べ方のコツ

最初は少し、最後はたっぷりつける

しょうゆやソースなどの調味料をつけるときは、最初は少し、最後はたっぷりつけます。薄味→濃い味にステップを踏むことで、満足感が得られます。

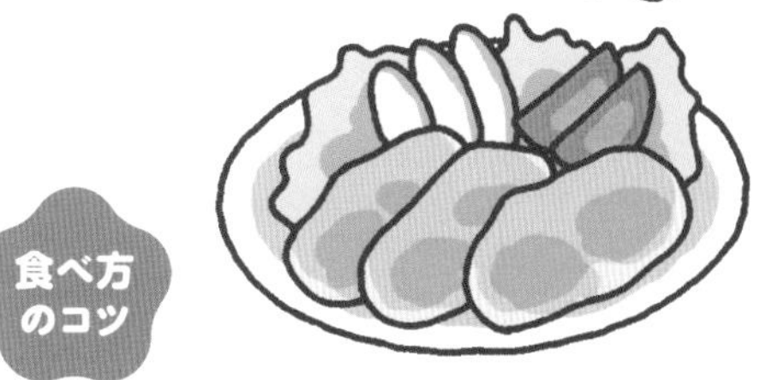

食べ方のコツ

つけあわせの野菜は、メインの肉などの味で食べる

しょうが焼きなどのメインのおかずに添えた生野菜は、ドレッシングやマヨネーズをかけず、肉と一緒に食べます。肉の味をからめることで、調味料なしでもおいしくいただけます。

減塩食品を利用する

減塩食品を利用する手もあります。しょうゆや塩、みそなどいろいろな商品が発売されているので、スーパーなどでチェックしてみましょう。ただし、減塩食品は、通常の食品よりカリウムが高いなどのケースもあるので、食品成分表を見るなど、注意が必要です。もちろん、使いすぎはＮＧ。

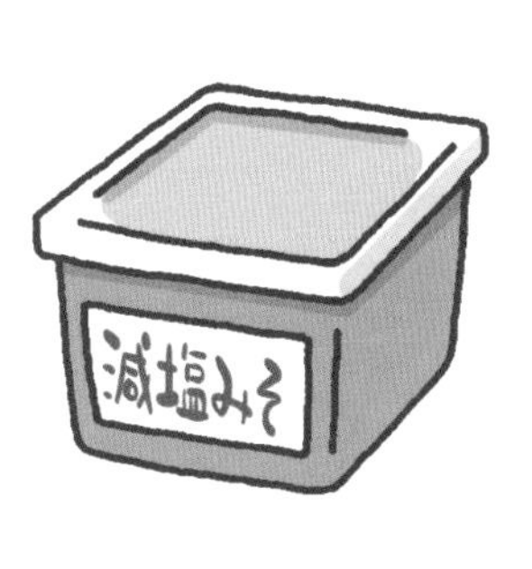

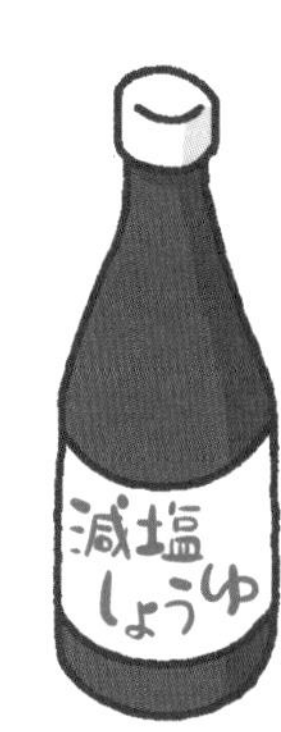

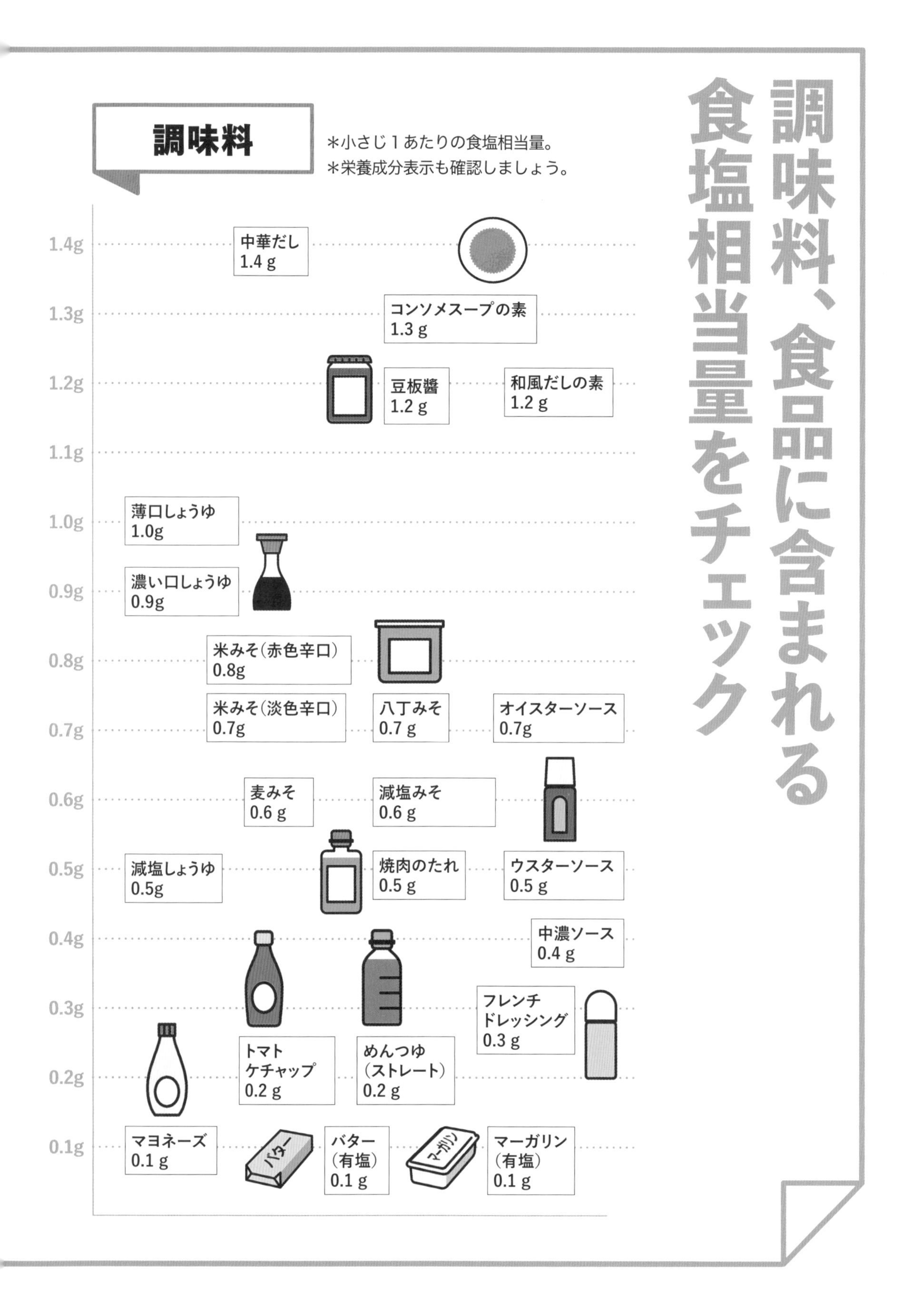
調味料、食品に含まれる食塩相当量をチェック
調味料
＊小さじ１あたりの食塩相当量。
＊栄養成分表示も確認しましょう。
1.4g
1.3g
1.2g
1.1g
1.0g
0.9g
0.8g
0.7g
0.6g
0.5g
0.4g
0.3g
0.2g
0.1g
中華だし 1.4 g
コンソメスープの素 1.3 g
豆板醤 1.2 g
和風だしの素 1.2 g
薄口しょうゆ 1.0g
濃い口しょうゆ 0.9g
米みそ（赤色辛口） 0.8g
米みそ（淡色辛口） 0.7g
八丁みそ 0.7 g
オイスターソース 0.7g
麦みそ 0.6 g
減塩みそ 0.6 g
減塩しょうゆ 0.5g
焼肉のたれ 0.5 g
ウスターソース 0.5 g
中濃ソース 0.4 g
フレンチドレッシング 0.3 g
トマトケチャップ 0.2 g
めんつゆ（ストレート） 0.2 g
マヨネーズ 0.1 g
バター
バター（有塩） 0.1 g
マーガリン
マーガリン（有塩） 0.1 g

よく食べる食品

＊食品の可食部100ｇあたりの含有量。
＊栄養成分表示も確認しましょう。

●肉類

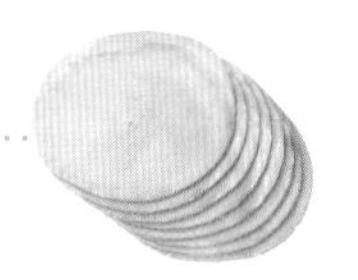

ロースハム…2.3g

ウインナーソーセージ…1.9g

ショルダーベーコン…2.4g

コンビーフ…1.8g

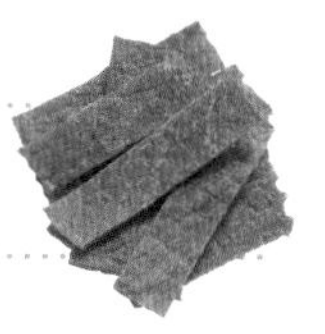

ビーフジャーキー…4.8g

●水産加工品

蒸しかまぼこ…2.5g

焼きちくわ…2.1g

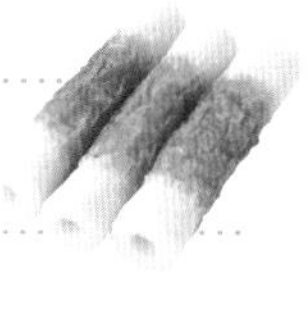

さつまあげ…1.9g

はんぺん…1.5g

魚肉ソーセージ… 2.1g

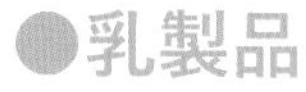

●乳製品

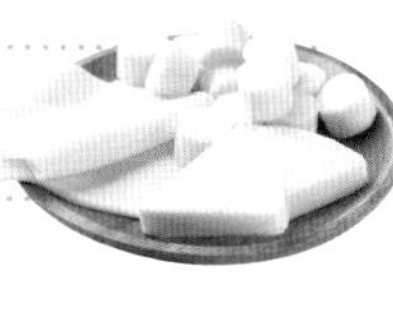

プロセスチーズ…2.8g

カマンベールチーズ…2.0g

●魚類

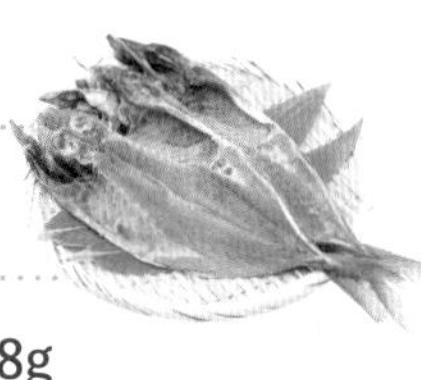

あじ開き干し…1.7g

うるめいわしの丸干し…5.8g

さんまのみりん干し…3.6g

釜あげしらす…2.1g

たらこ（生）…4.6g

あさり佃煮…7.4g

するめ（加工品）…2.3g

さきいか…6.9g

いかの塩辛…6.9g

●その他

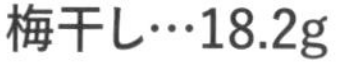

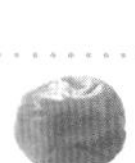

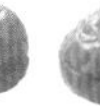

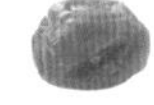

梅干し…18.2g

たくあん…3.3g

白菜キムチ…2.9g

タンパク質の調整のしかたをマスターしよう

大まかなタンパク質量を把握すれば、タンパク質量の調整も楽になる

3章でもお話ししたとおり、慢性腎臓病ステージによる食事療法基準では、ステージG 3aから調整が始まります（67ページ）。

タンパク質量の計算は、毎日の負担になることも少なくありません。なぜなら、タンパク質量は、食材ごとに異なり、それらをすべて暗記するのは難しいからです。

そこでご紹介したいのが、各食品の大まかなタンパク質量を把握しておくこと。たとえば、肉のタンパク質量は重量の約12～20％、納豆などの大豆製品は約5～15％、といった具合です。これを知っていれば、おおよそのタンパク質量がすぐにわかるため、毎食の調整もグンと楽になります。左ページでは、食材の種類ごとのタンパク質量を示しました。毎食の計算にぜひ役立ててください。

くり返しになりますが、タンパク質の摂取を極端に減らすと、エネルギー不足や筋力の低下など、さまざまな危険を招きます。タンパク質の調整は、必ず医師の指示のもと、管理栄養士に相談しながら慎重に行ってください。

知っておきたい

動物性タンパク質と植物性タンパク質は、バランスよくとる

タンパク質は、約20種類のアミノ酸が組み合わされてできています。このうち体内で合成できない「必須アミノ酸」は、食事などでしっかり摂取する必要があります。

必須アミノ酸は、肉や魚などに含まれる動物性タンパク質に特に豊富です。一方の植物性タンパク質は、不足する必須アミノ酸がありますが、動物性タンパク質と一緒にとれば、補うことができます。動物性タンパク質と植物性タンパク質は偏らないようにバランスよくとるようにしましょう。

食品の種類別のタンパク質量

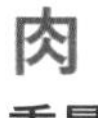

肉
重量の
約12～20％

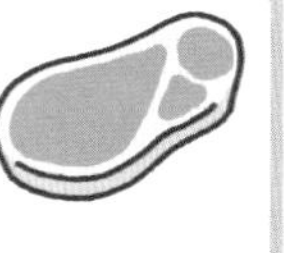

魚
重量の
約14～20％

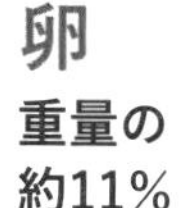

卵
重量の
約11％

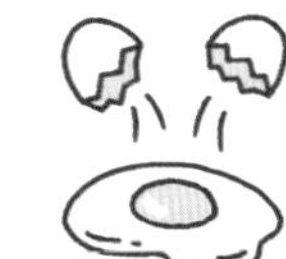

乳製品
重量の
約3～20％

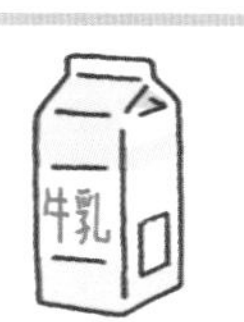

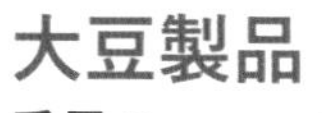

大豆製品
重量の
約5～15％

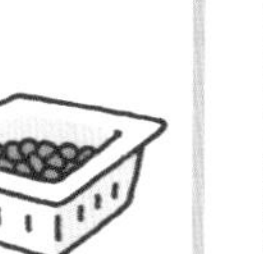

ごはん
重量の
約2％

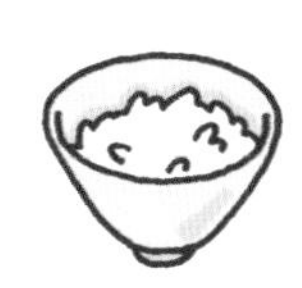

パン
重量の
約7～8％

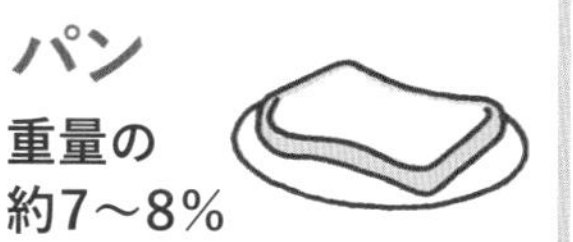

めん類
重量の
約3％

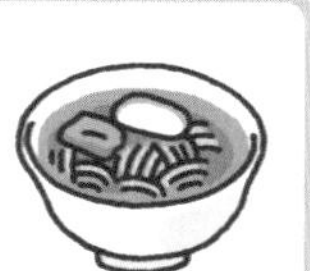

＊食品ごとのタンパク質量が知りたいときは、本書の152ページや食品栄養成分表などを参照してください。

よく食べる料理のタンパク質量

しょうが焼き
豚ロース肉70gで
約12g

ぶりの照り焼き
ぶりの切り身70gで
約13g

目玉焼き
鶏卵1個で
約6g

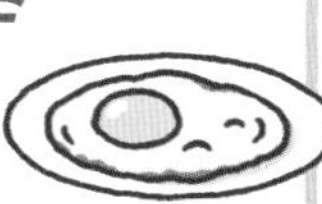

冷ややっこ
木綿豆腐1/3丁
（約100g）で約7g

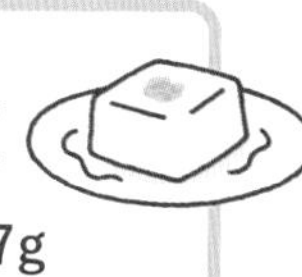

ごはん1膳
（150g）
約3g

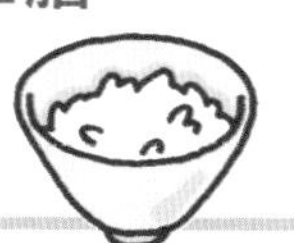

ゆでうどん1玉
（200g）
約5g

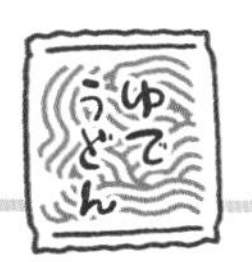

ロールパン1個
（30g）
約3g

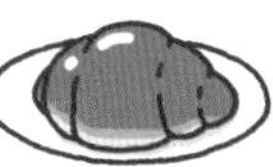

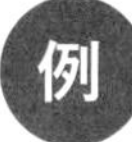

朝食にロールパン２個、目玉焼きを食べた場合のタンパク質量は…。
ロールパン３g ＋ ロールパン３g ＋ 目玉焼き６ g ＝ 12g

カリウムの調整のしかたをマスターしよう

カリウムを多く含む食品は栄養素も豊富。カリウムを減らす際の調整は慎重に

「慢性腎臓病ステージによる食事療法（2014年）」では、ステージ3b以降になると、カリウムの摂取基準が設定されます（67ページ）。

カリウムは、ほぼすべての野菜や果物に含まれているため、**摂取量の調整は、難しく感じる人も多い**でしょう。一方、カリウムを減らすことを優先して野菜や果物の摂取量を極端に減らすと、体に必要なビタミンやミネラル、**食物繊維が不足してしまう**こともあります。そのため、**カリウム量の調整は、慎重に行う必要があります**。

ここでは、上手なカリウムの減らし方や、カリウムを多く含む食材を紹介します。カリウム制限が必要と診断されたときに、ぜひ役立ててください。

カリウムの量は、ゆでた後の数値で確認する

カリウムは水溶性なので、湯や水に溶けやすい性質があります。よって、野菜は生で食べるより、ゆでたり、**水にさらしたりしてカリウムの量を減らしてから食べるのがおすすめです**。

左の表からもわかるように、ほうれん草や小松菜などの葉もの野菜は、カリウムを多く含みます。しかし、これらの野菜はゆでて食べることがほとんどなので、カリウムの量は下がります。つまり、カリウムの量は、素材そのものに含まれる数値ではなく、**調理後の数値をチェックし**、計算することがポイントになります。

カリウムを少なくするテクニック

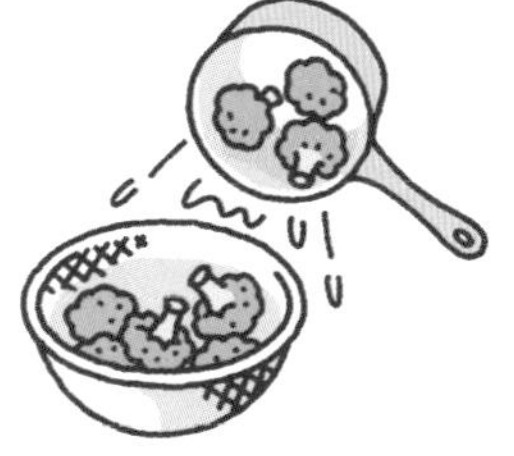

1 ゆでこぼす

ほうれん草や小松菜、ブロッコリーなどは、ゆでて、カリウムの量を減らしましょう。葉もの野菜は、ゆでた後水にさらし、水けをしぼることでさらにカリウム量が下がります。

2 水にさらす

玉ねぎや大根、キャベツなどは、調理の過程で水にさらして、カリウムの量を減らします。小さく切ってさらすと、より効果的。

3 野菜ジュースやフルーツジュースは控える

ジュース状の野菜や果物は、カリウムの吸収率が上がるので、飲むのは控えましょう。特に野菜をジュースからとる習慣のある人は、注意が必要です。

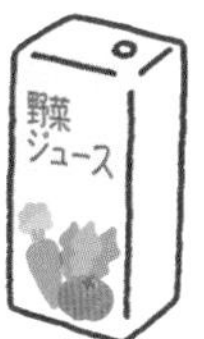

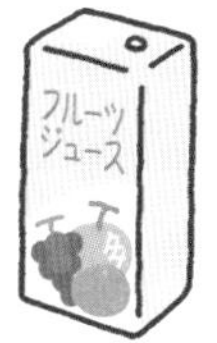

4 カリウムが特に多い食品を控える

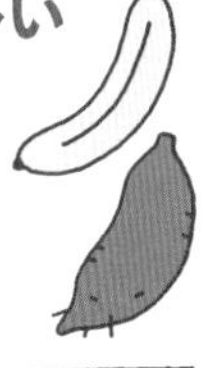

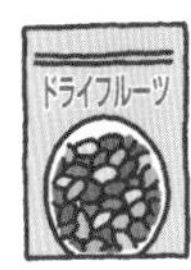

ドライフルーツやバナナ、いも類などは、カリウムを多く含むので控えましょう。シリアルにバナナやドライフルーツを加えて食べる習慣のある人は、特に注意が必要です。

野菜をゆでた場合のカリウム量の変化 ＊1食60gあたり

●ほうれん草
生 414mg
ゆで 206mg

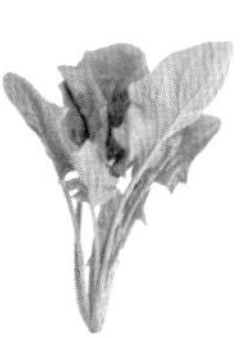

●にら
生 306mg
ゆで 151mg

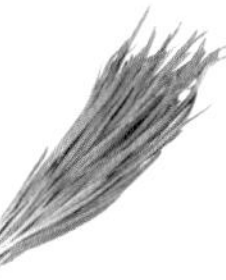

●小松菜
生 300mg
ゆで 74mg

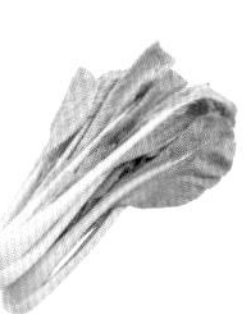

●春菊
生 276mg
ゆで 128mg

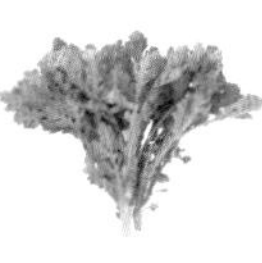

●キャベツ
生 120mg
ゆで 49mg

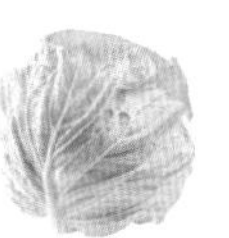

●ブロッコリー
生 276mg
ゆで 140mg

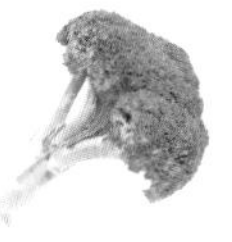

●大根
生 138mg
ゆで 108mg

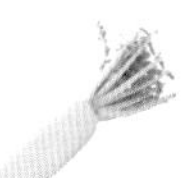

●にんじん
生 162mg
ゆで 125mg

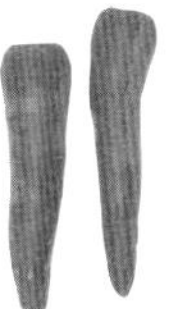

●かぼちゃ
生 270mg
ゆで 253mg

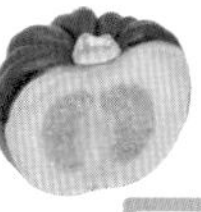

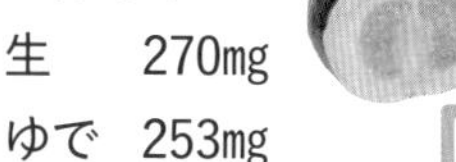

主な食材のカリウムの含有量

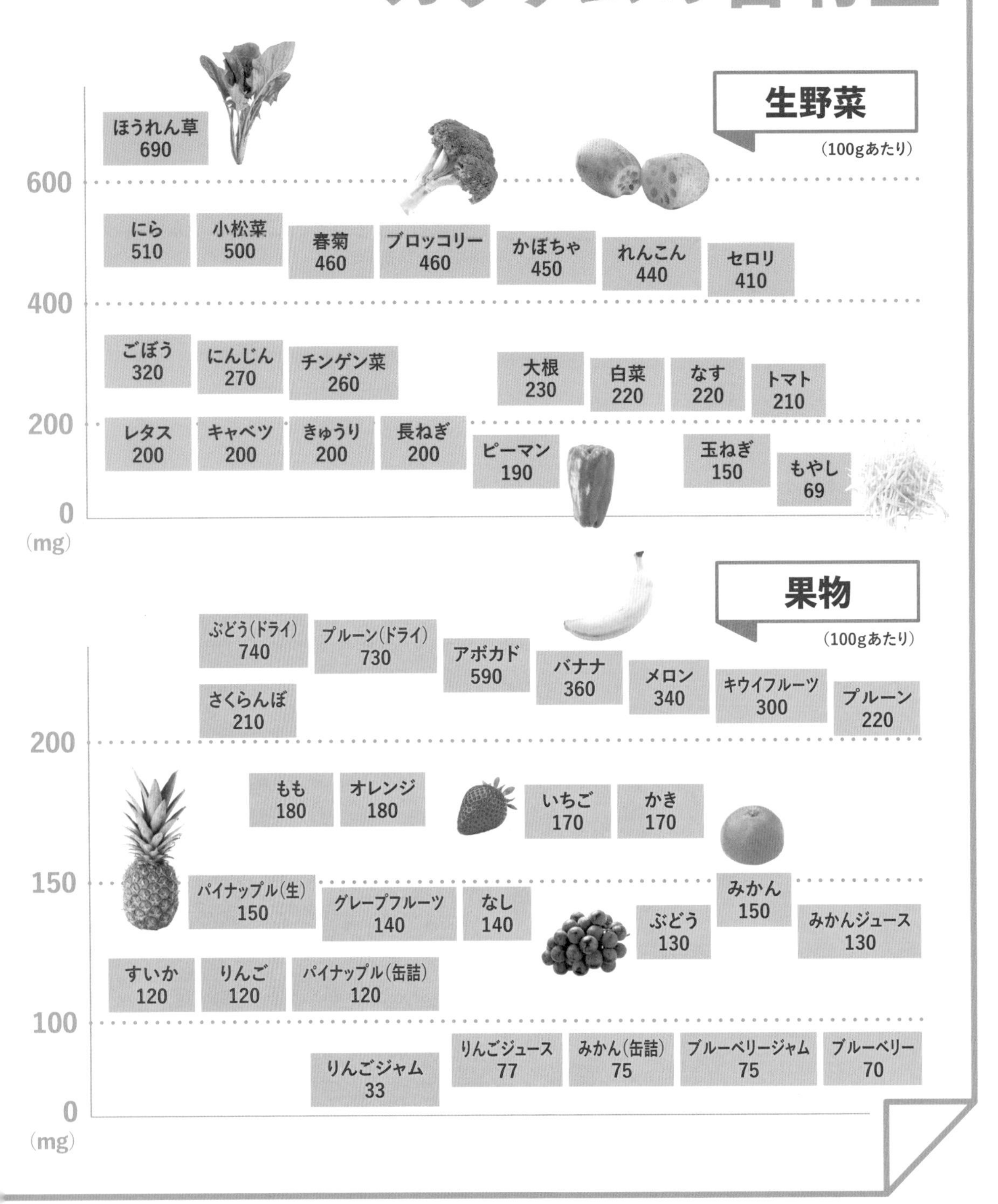

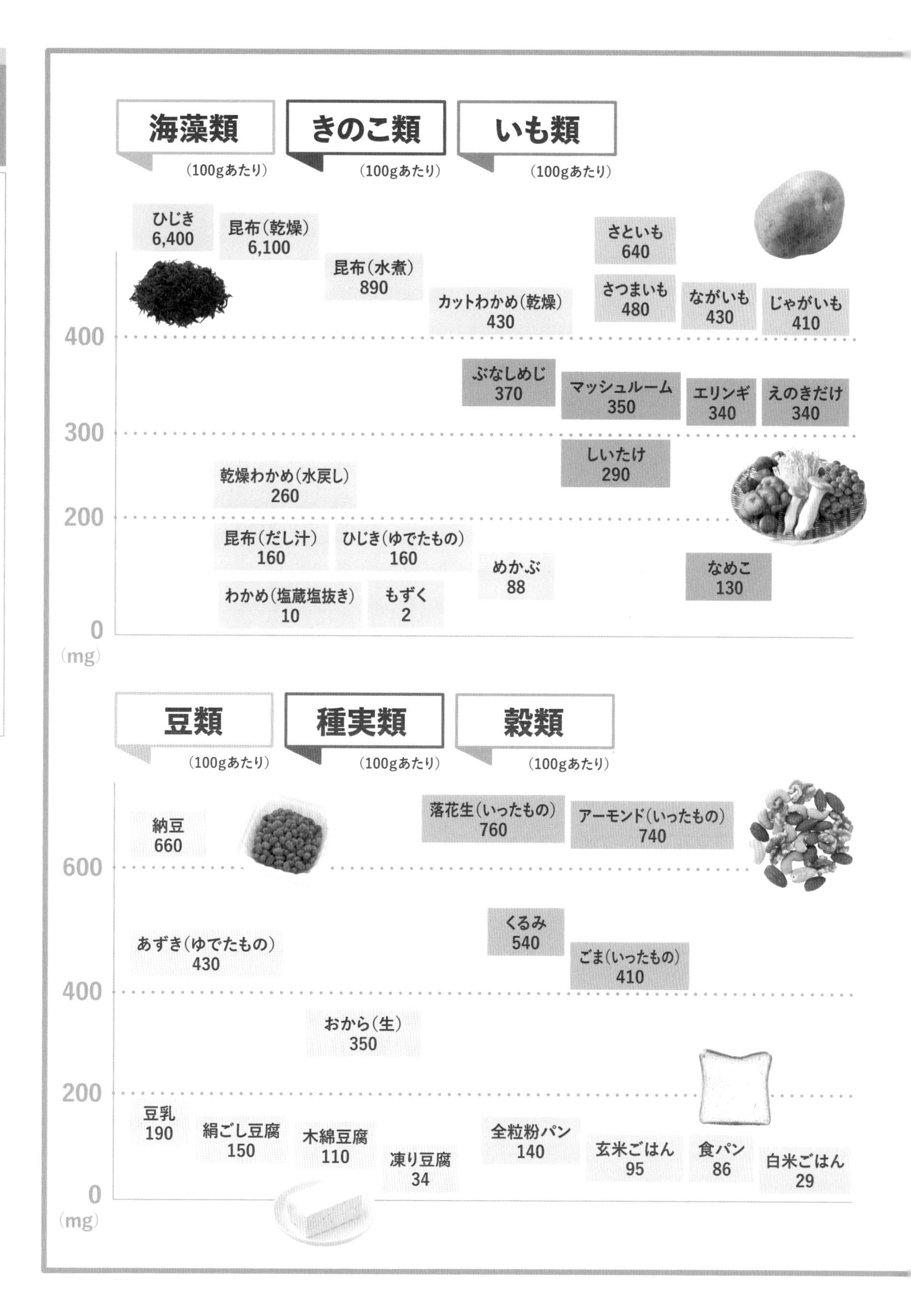
海藻類
(100gあたり)
きのこ類
(100gあたり)
いも類
(100gあたり)
ひじき 6,400
昆布(乾燥) 6,100
昆布(水煮) 890
カットわかめ(乾燥) 430
さといも 640
さつまいも 480
ながいも 430
じゃがいも 410
ぶなしめじ 370
マッシュルーム 350
エリンギ 340
えのきだけ 340
しいたけ 290
乾燥わかめ(水戻し) 260
昆布(だし汁) 160
ひじき(ゆでたもの) 160
めかぶ 88
なめこ 130
わかめ(塩蔵塩抜き) 10
もずく 2
400
300
200
0
(mg)
豆類
(100gあたり)
種実類
(100gあたり)
穀類
(100gあたり)
納豆 660
落花生(いったもの) 760
アーモンド(いったもの) 740
くるみ 540
ごま(いったもの) 410
あずき(ゆでたもの) 430
おから(生) 350
豆乳 190
絹ごし豆腐 150
木綿豆腐 110
凍り豆腐 34
全粒粉パン 140
玄米ごはん 95
食パン 86
白米ごはん 29
600
400
200
0
(mg)

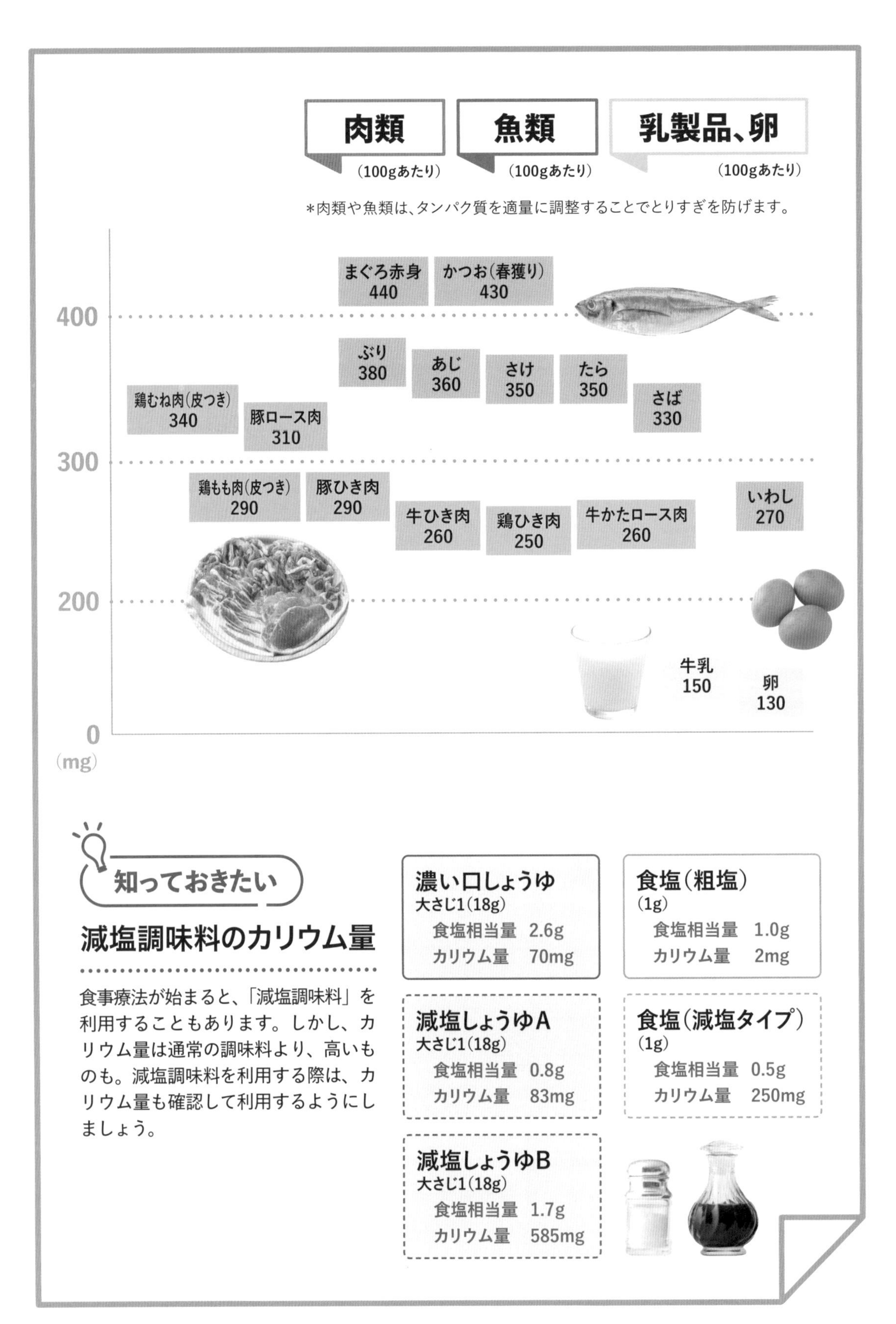

知っておきたい

減塩調味料のカリウム量

食事療法が始まると、「減塩調味料」を利用することもあります。しかし、カリウム量は通常の調味料より、高いものも。減塩調味料を利用する際は、カリウム量も確認して利用するようにしましょう。

濃い口しょうゆ
大さじ1（18g）
食塩相当量　2.6g
カリウム量　70mg

食塩（粗塩）
（1g）
食塩相当量　1.0g
カリウム量　2mg

減塩しょうゆA
大さじ1（18g）
食塩相当量　0.8g
カリウム量　83mg

食塩（減塩タイプ）
（1g）
食塩相当量　0.5g
カリウム量　250mg

減塩しょうゆB
大さじ1（18g）
食塩相当量　1.7g
カリウム量　585mg

リンの調整のしかたをマスターしよう

とりすぎが懸念されるリンは、無機リンの摂取から控える

リンは多くの食品に含まれていることから、普段の食事では不足することはほとんどなく、とりすぎが問題になる栄養素です。腎機能が低下し始めたら、早い段階から、リンのとりかたを見直しましょう。

リンは有機リンと無機リンに分けられますが（78ページ）、摂取量を減らそうと考えたら、吸収率の高い無機リンから控えることがポイントになります。

無機リンは、ハムやかまぼこなどの加工食品やインスタント食品に多く含まれます。これらの食品は、普段の生活で口にしやすい傾向があるので、人によっては、減らすのが難しいことも。いきなりゼロを目指すのではなく、まずは、食べる回数を減らすことからスタートしましょう。

知っておきたい

原材料名を確認しよう

加工食品に含まれるリンを知るには、原材料名をチェックするといいでしょう。

無機リンが含まれることの多い加工食品

清涼飲料水
魚肉練り製品
インスタント食品
ハム、ソーセージ
菓子パン
市販のおにぎり、お弁当

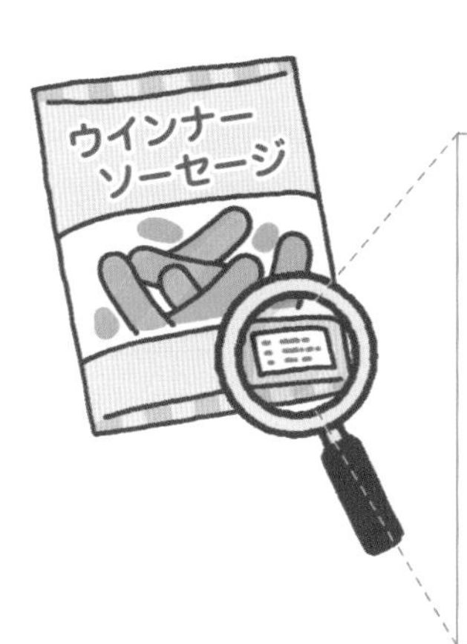

名称　ウインナーソーセージ
原材料名　豚肉（アメリカ産、国産）、豚脂肪、たん白加水分解物、還元水あめ、食塩、香辛料/調味料（アミノ酸等）、**リン酸塩（Na）、PH調整剤**
内容量　150g
賞味期限　xxxxx
保存方法　10℃以下で保存してください。
製造者　〇〇株式会社
東京都大田区
0-0-0

リンは、リン酸塩（Na）、リン酸塩（K）などと表示されている場合と、リンが含まれている可能性のあるPH調整剤、乳化剤、膨張剤、かんすい、酸味料、増粘剤など一括名や用途名で表示されている場合があります。

ストック野菜、コンビニの野菜＆お惣菜でできる

腎臓にやさしい野菜のおかず

食事のしたくに時間をとれないときは、冷蔵庫にあるストック野菜や
コンビニの食材を使って、パパっと一品用意しましょう。
野菜不足を解消できるのはもちろん、減塩の効果も期待できます！

ストック野菜編

用意するもの

●好きな野菜（ほうれん草、小松菜、ブロッコリーなど）
●好きな調味料（しょうゆ、塩、みそ、マヨネーズ、酢など）
●香りやうまみのもと（すりごま、練りからし、おかか、刻みのり、ごま油など）

作り方

❶ 野菜をゆでる。または電子レンジで加熱する。
❷ 好きな調味料で味つけする。
❸ 香りやうまみをプラスする。

レシピ例

＊ゆでる工程は、電子レンジ加熱でもよい。

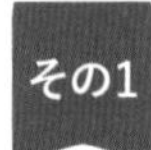

3～4cm長さに切ったほうれん草をゆでて、しょうゆをかけ、ごまをふる。

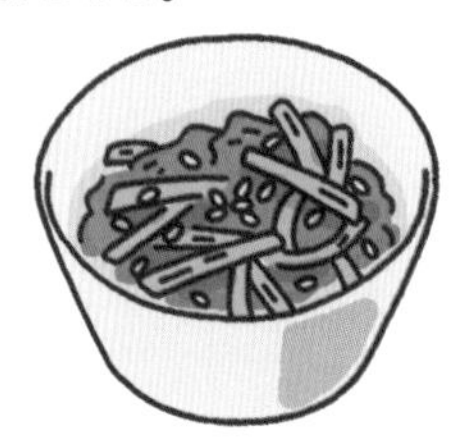

その2 にんじんの細切りをゆでて、塩をふり、ごま油をかける。

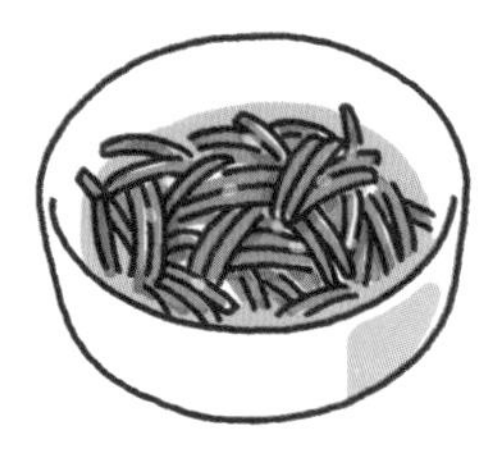

その3 3～4cm長さに切った長ねぎをゆでて、みそと酢を混ぜ合わせたものをかける（酢みそ）。

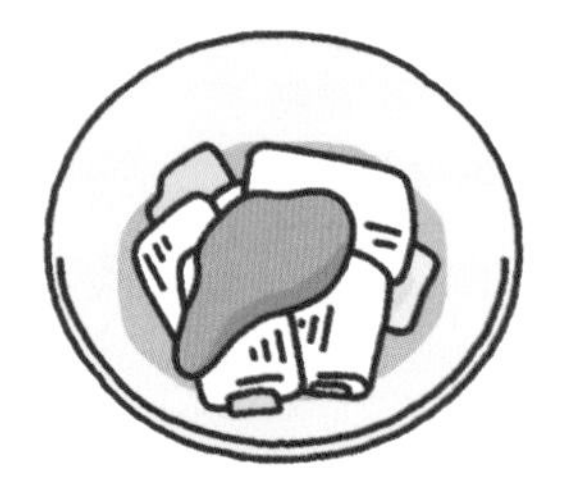

その4 カリフラワーの小房をゆでて、マヨネーズとヨーグルトを混ぜ合わせたものをかける。ミニトマトを加えてもOK。

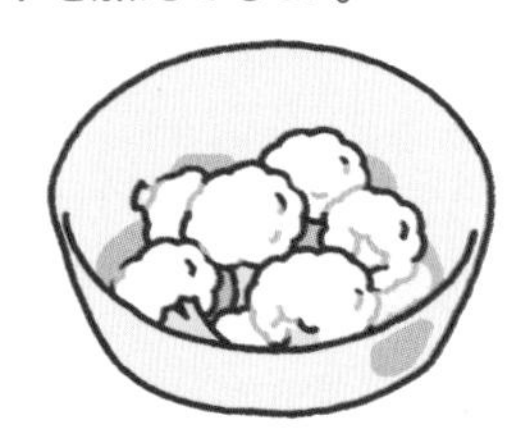

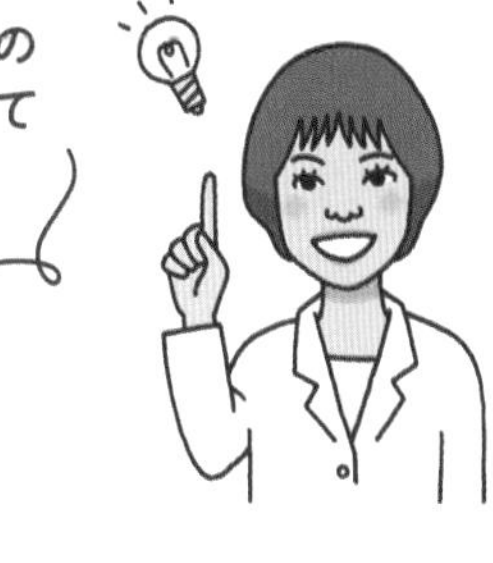

コンビニ編

その1 サラダ用のカット野菜をアレンジ

サラダ用のカット野菜に、冷凍野菜を電子レンジでチンして混ぜ合わせ、栄養価をアップ。ミニトマトを加えてもOK。好きな味で楽しみましょう。

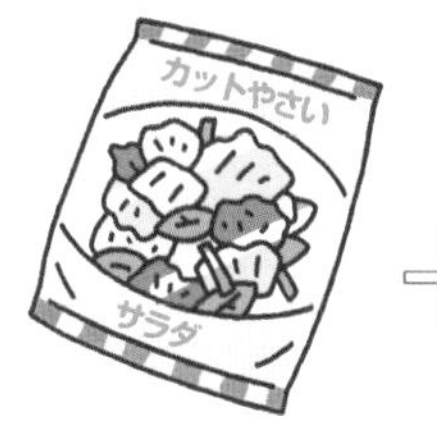

サラダ用のカット野菜

＋

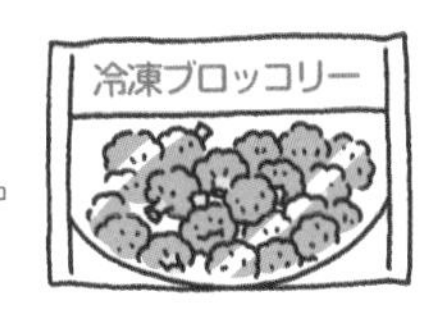

冷凍野菜
オクラ、ブロッコリー、インゲンなどを袋の表示通りに加熱する。

＋

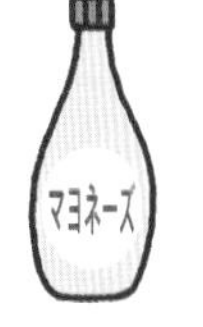

好きな味つけ
マヨネーズ、ドレッシング、ポン酢など。

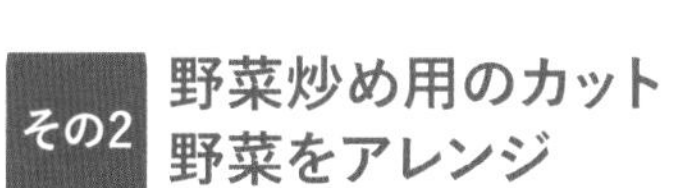

その2 野菜炒め用のカット野菜をアレンジ

野菜炒め用の野菜を電子レンジでチンすれば、温野菜風に食べられます。電子レンジで加熱した冷凍野菜を加えると、野菜の種類が増えてさらに◎。

野菜炒め用のカット野菜
電子レンジで加熱する。

＋

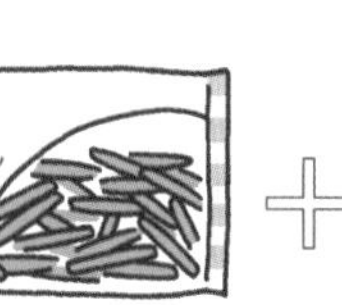

冷凍野菜
オクラ、ブロッコリー、インゲンなどを袋の表示通りに加熱する。

＋

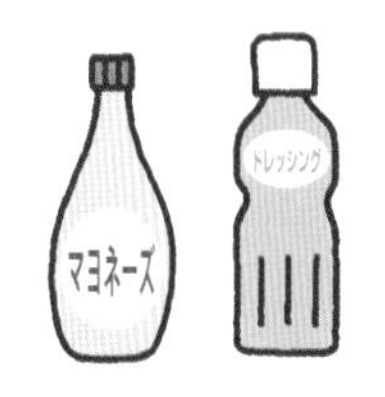

好きな味つけ
マヨネーズ、ドレッシング、ポン酢など。

その3 ひじきの煮物をアレンジ

できあいの煮ものに、冷凍きのこを電子レンジでチンして加えます。切り干し大根の煮ものや白あえなどでも、同じように作れます。

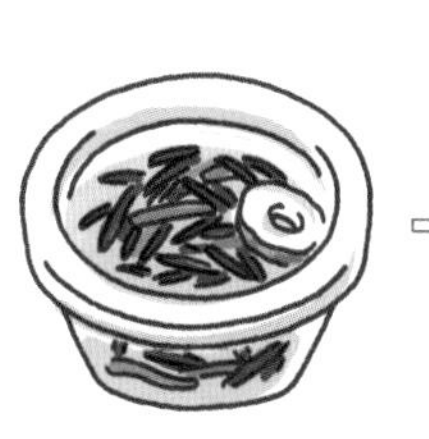

ひじきの煮もの

＋

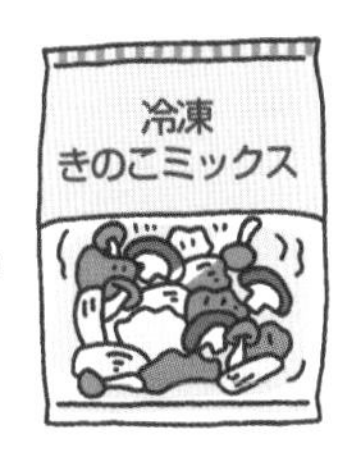

冷凍きのこミックス
袋の表示通りに加熱する。

その4 鶏のから揚げをアレンジ

鶏のから揚げに、冷凍ほうれん草を電子レンジでチンして加え、大根おろしをのせます。ボリュームアップするのはもちろん、野菜も一緒にとれます。しょうゆはかけず、鶏のからあげの味で食べましょう。

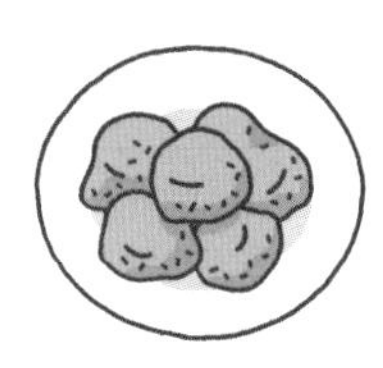

鶏のから揚げ

＋

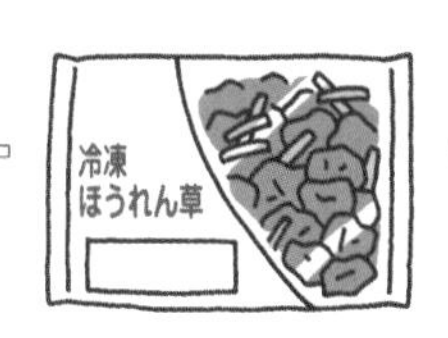

冷凍ほうれん草
袋の表示通りに加熱する。

＋

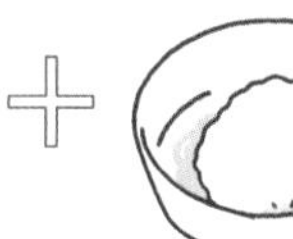

大根おろし

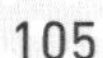

食事療法のギモンQ&A

Q 食事療法を始めてから、便秘になってしまいました。何を食べればいいでしょうか。

A. 食物繊維の豊富な野菜やきのこ類のとりかたを振り返ってみましょう。

腎臓病の食事療法を始めると、便秘に悩まされる人は少なくありません。理由はさまざまですが、たとえば、カリウムの摂取量の調整がスタートすると、食物繊維の豊富な野菜を必要以上に減らしてしまい、これがきっかけになることも多いようです。

食物繊維は、体の調子を整える働きがある大切な成分です。人間の消化酵素では分解できず、吸収されませんが、腸内で発酵され善玉菌を増やしたり、糖質の吸収を緩やかにしたりすることから、便秘の予防・改善はもちろん、生活習慣病の予防にも役立ちます。一方、食物繊維をサプリメントなどで多くとると、下痢を起こしやすくなる場合もあります。

食物繊維は、野菜に多く含まれることでよく知られていますが、大きく2種類に分けられます。1つは海藻類や果物に多く含まれる水溶性食物繊維で、もう1つは豆類やいも類などに多く含まれる不溶性食物繊維です。それぞれ特徴が異なるので、両方の食材をバランスよくとることが大切です。

なお、便秘解消には、腸内環境を整えることも大切です。ヨーグルトや、納豆、キムチなどの発酵食品をとるのも効果的です。

●水溶性食物繊維を多く含む食材

りんご、いちごなどの果物、わかめ、昆布などの海藻類など。
野菜には水溶性、不溶性の両方の食物繊維が含まれますが、ごぼう、モロヘイヤ、オクラなどは、特に水溶性食物繊維が豊富です。

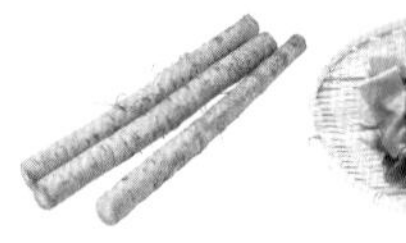
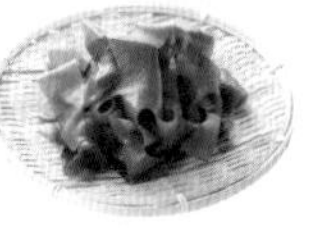
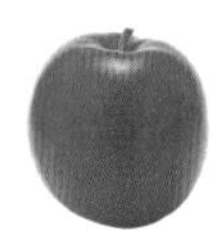

●不溶性食物繊維を多く含む食材

じゃがいもやさつまいもなどのいも類、しいたけやえのきたけなどのきのこ類、玄米、豆類など。

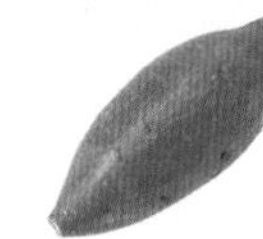
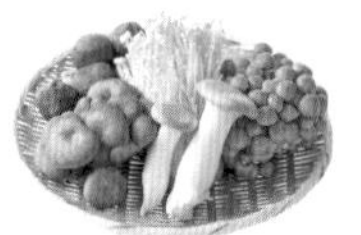

Q 減塩を考えると、主食は、食塩を含むパンより、ごはんの方がいいですか。

A. あわせるおかずによります。一概にごはんがいいとは限りません。

パンには、食塩を含むものが多いですので、主食はごはんのほうがいいと考えがちです。しかし、ごはんを食べるとき、たくあんや漬物、佃煮などをあわせると、食塩相当量は上がります。つまり、パンとごはんのどちらがいいかで考えるのではなく、あわせるおかずも含めて選ぶことが大切になります。

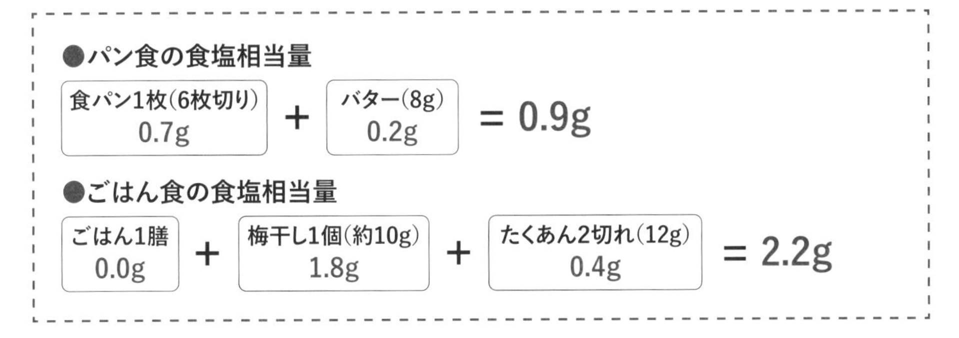

Q お昼は、コンビニで菓子パンやカップラーメンを買うことが多いのですが、やっぱりダメでしょうか。代わりに何を買えばいいですか。

A. 甘い菓子パンはデザート感覚でいただきましょう。おにぎりを買う場合は、おかずを添えると、バランスがとりやすくなります。

菓子パンは高カロリー、高脂質なものが多いので、あまりおすすめできません。甘い菓子パンは食べる頻度を減らし、デザート感覚で食べるなどの工夫をするといいでしょう。

お昼ごはんをコンビニでそろえる場合、おにぎりだけにせず、おかずも買うようにしましょう。たとえば、ひじきの煮ものやゆで卵、サラダ、プレーンヨーグルトなどを買い足すと、バランスがとりやすくなります。おにぎりの具は、鮭にすれば、タンパク質もとれます。納豆巻もいいですね。

めん類やどんぶりものを選ぶときは、できるだけ具の多いものを選ぶのがコツです。

column

外食の上手な選び方、食べ方

お店で食べる料理は、味つけが濃かったり、エネルギーが高かったりしがちです。
でも、外食を一切なくすのは、むずかしいもの。ここでは、上手な料理の選び方や食べ方をご紹介します。
食事療法中でも、楽しい食事の時間をもちましょう。

選び方

1 栄養成分をチェックする

メニューに掲載されている栄養成分表で、エネルギーや塩分、タンパク質量などをチェックし、比較的低めのものを選びます。あらかじめお店のウェブサイトで確認し、食べるものを決めておいてもいいですね。

2 定食を選ぶ

丼ものなどの単品ではなく、おかずが数種類付いている定食を選びます。野菜もとれるので、栄養バランスがととのいます。

食べ方

1 汁は全部飲まない

ラーメンはもちろん、みそ汁やスープなどは、飲み干さずに、残すようにしましょう。「最初と最後に少し飲む」など、自分なりのルールを決めておいてもいいですね。

2 塩分の高いものは減らすか、残す

たくあんや佃煮、ぬか漬けなど、塩分が高いものは、少しだけ食べるか、残すようにしましょう。

3 つけながら食べる

93ページでも紹介しましたが、しょうゆやソースは、料理にかけずに、つけながら食べるようにします。これだけでも、減塩につながります。

食事療法は、いろいろな方法がありますので、まずは1つから始めていきましょう！

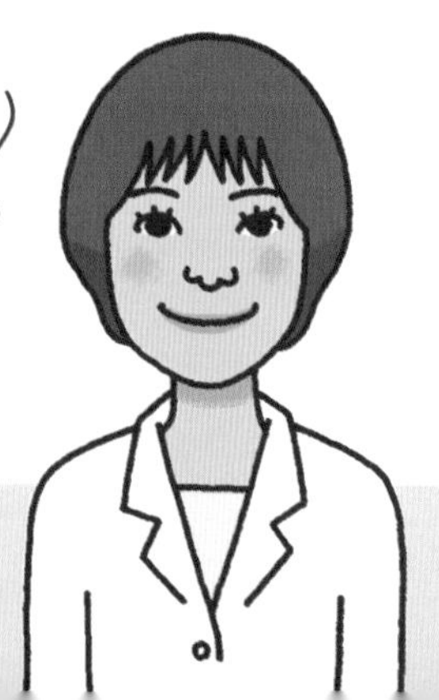

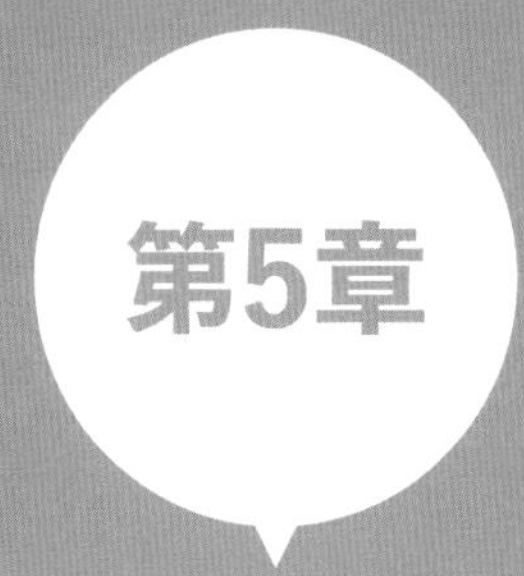

もり式
自宅でできる
エクササイズ

適度な運動は、腎機能にもよい影響を与えます。ストレッチや筋トレ、ウォーキングなど、日々の生活に取り入れましょう。フレイルの予防にも役立ちます。

*運動は医師に相談のうえ行うようにしましょう。
*動画の配信は予告なく変更・終了させていただく場合があります。

腎機能の治療では、「運動」がキーに。無理のない範囲で習慣化しよう！

なお、慢性腎臓病患者に推奨される運動の頻度は、ウォーキングや水泳などの有酸素運動は週3～5回、筋トレやマシーンなどを使うレジスタンス運動、および柔軟体操は週2～3回です。

以前は、腎臓病の治療において、運動は禁止されていました。しかし、治療や研究も進歩を遂げた現在は、軽い運動を適度に行ったほうが、腎機能によい効果をもたらす可能性があることがわかってきました。下のグラフが示すように、運動を行ったグループのほうが、eGFR（イージーエフアール）の処理能力の改善が認められたのです。

なぜ運動が腎機能によい影響を与えたかは、まだわかっていません。しかし、腎血流の改善や低酸素状態の改善、尿毒素物質の減少、心臓の保護に伴うよい影響などが考えられています。

腎臓リハビリテーションでも、運動を中心に、食事や精神面などをサポートしています（54ページ）。

本章では、4つの運動メニューをご紹介します。習慣にすれば、腎機能へのよい影響が期待できるのはもちろん、フレイルの予防にもなります。

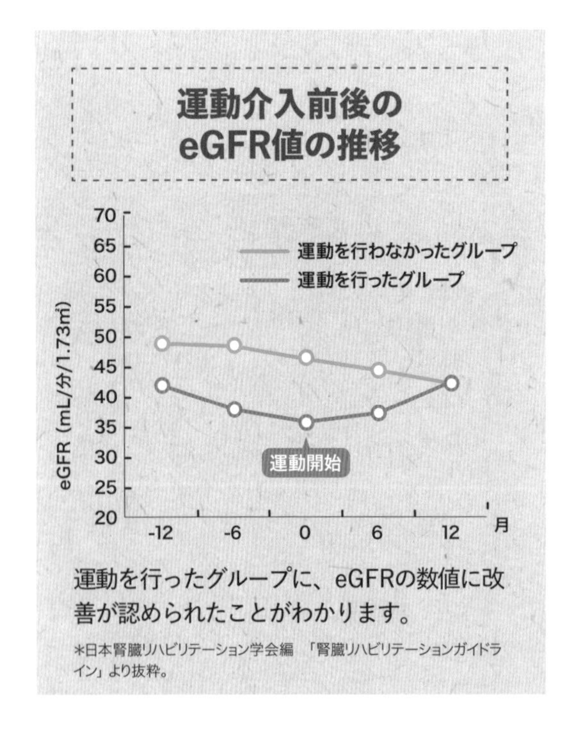

運動を行ったグループに、eGFRの数値に改善が認められたことがわかります。

＊日本腎臓リハビリテーション学会編 「腎臓リハビリテーションガイドライン」より抜粋。

＊運動が難しい人もいます（55ページ）。必ず医師に相談のうえ、行うようにしましょう。

軽い体操とストレッチ【上肢編】

首から肩、上半身全体を動かす運動で、全て椅子に座って行います。伸ばしているところや動かしているところを意識しながら、じっくり、ていねいに行いましょう。

●ここで紹介する運動は、全て椅子に座って行います。体がぐらつかないように、足裏はしっかり床につけましょう。

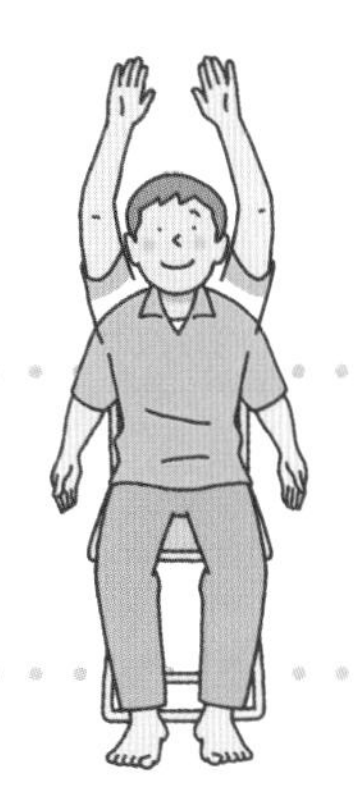

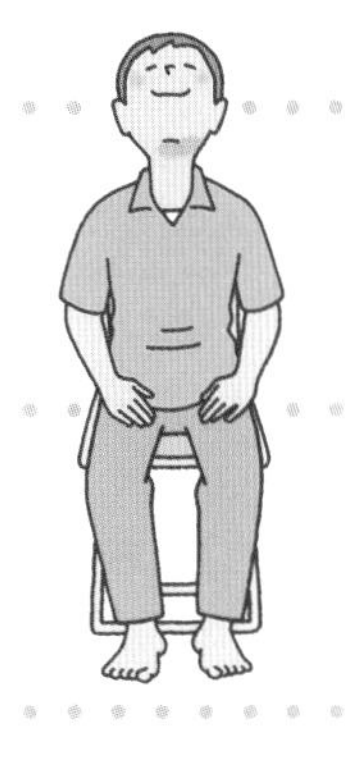

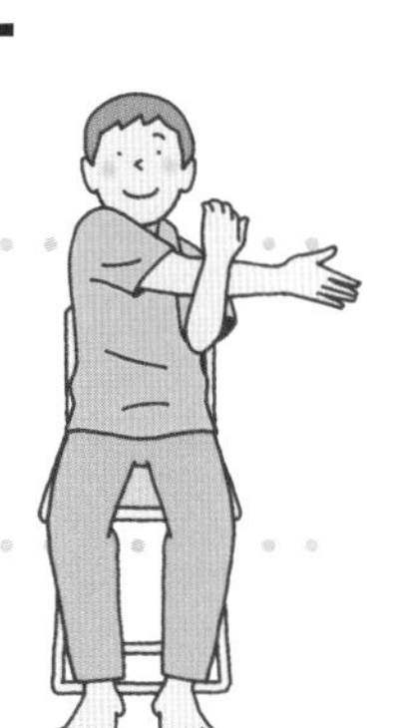

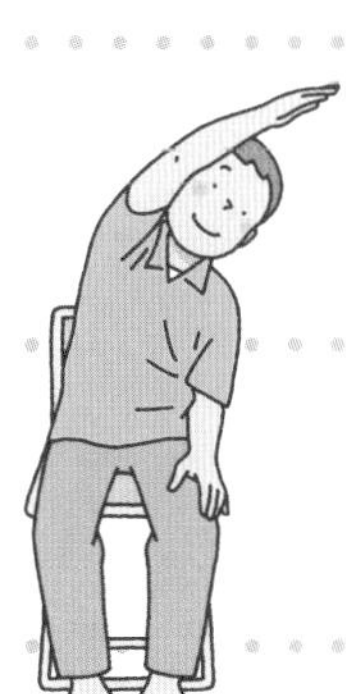

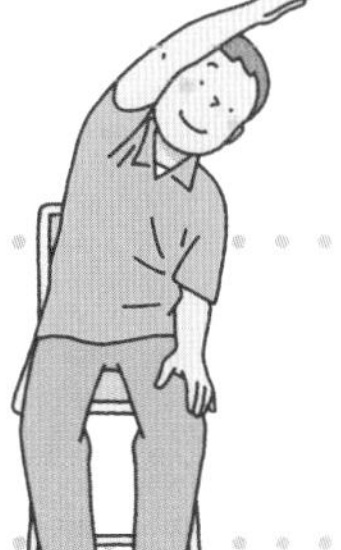

1 二の腕上げ下ろし

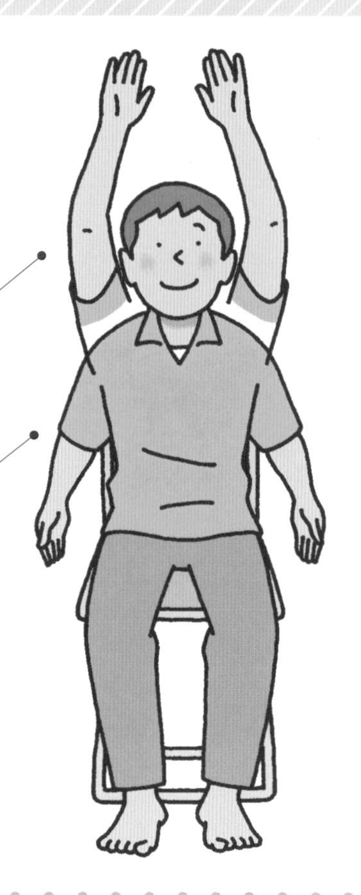

Point
両腕は、耳に近い位置で上下させる。

Point
背筋はしっかり伸ばす。

椅子に座り、両腕を大きく上下に動かす。これを10回くり返す。

2 首をまわす

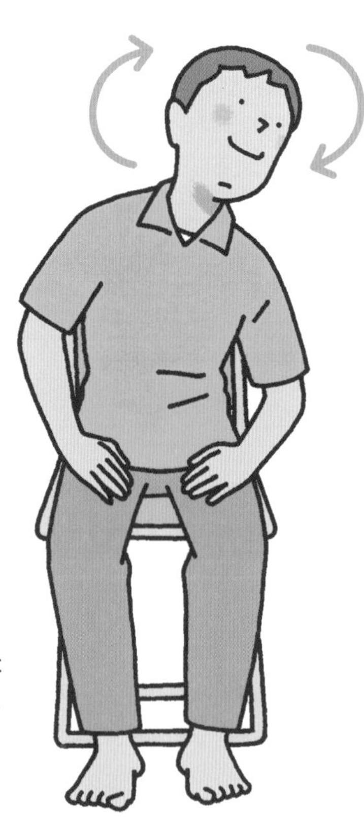

両手は太ももにのせ、首をゆっくり、大きくまわす。3回まわしたら、反対に3回まわす。

首の左右を伸ばす

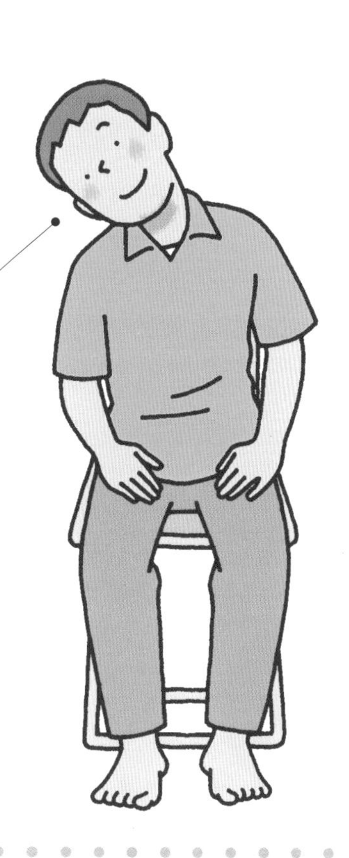

Point
首は、気持ちいいと感じるところまで倒せばOK。

両手は太ももにのせ、首を片側に倒す。首の横を伸ばし、10秒キープする。次に、反対側に倒し、同様に10秒キープする。

4 首の前後を伸ばす

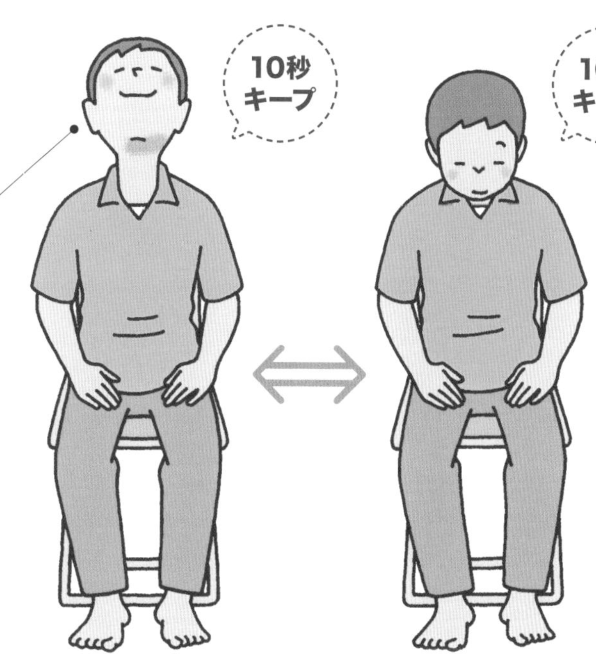

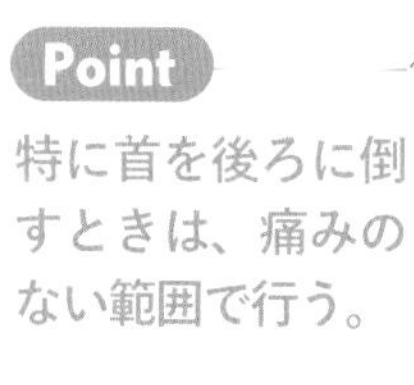

Point
特に首を後ろに倒すときは、痛みのない範囲で行う。

両手は太ももにのせ、頭を後ろに倒す。首の前面を伸ばし、10秒キープする。次に頭を前に倒し、首の後ろを伸ばして10秒キープする。

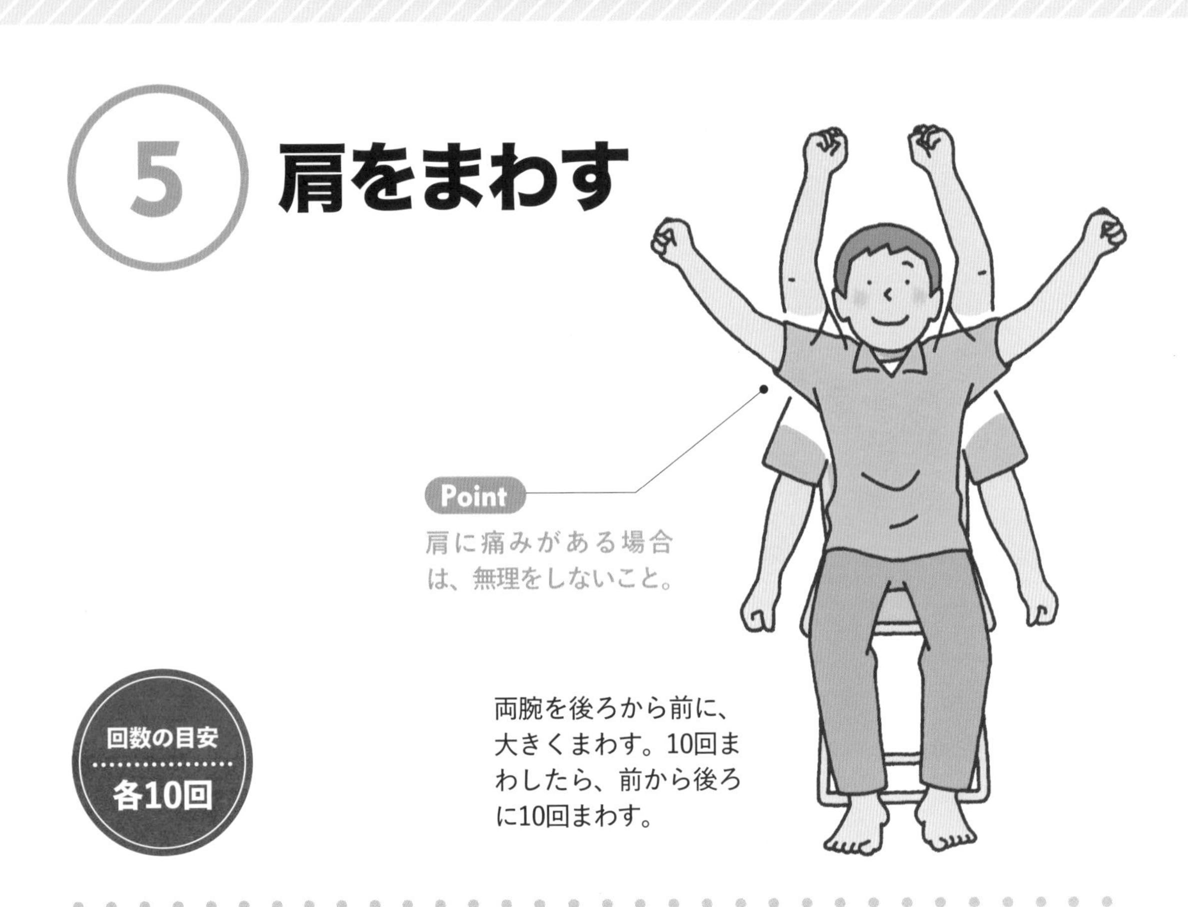
5
肩をまわす
Point
肩に痛みがある場合は、無理をしないこと。
回数の目安
各10回
両腕を後ろから前に、大きくまわす。10回まわしたら、前から後ろに10回まわす。

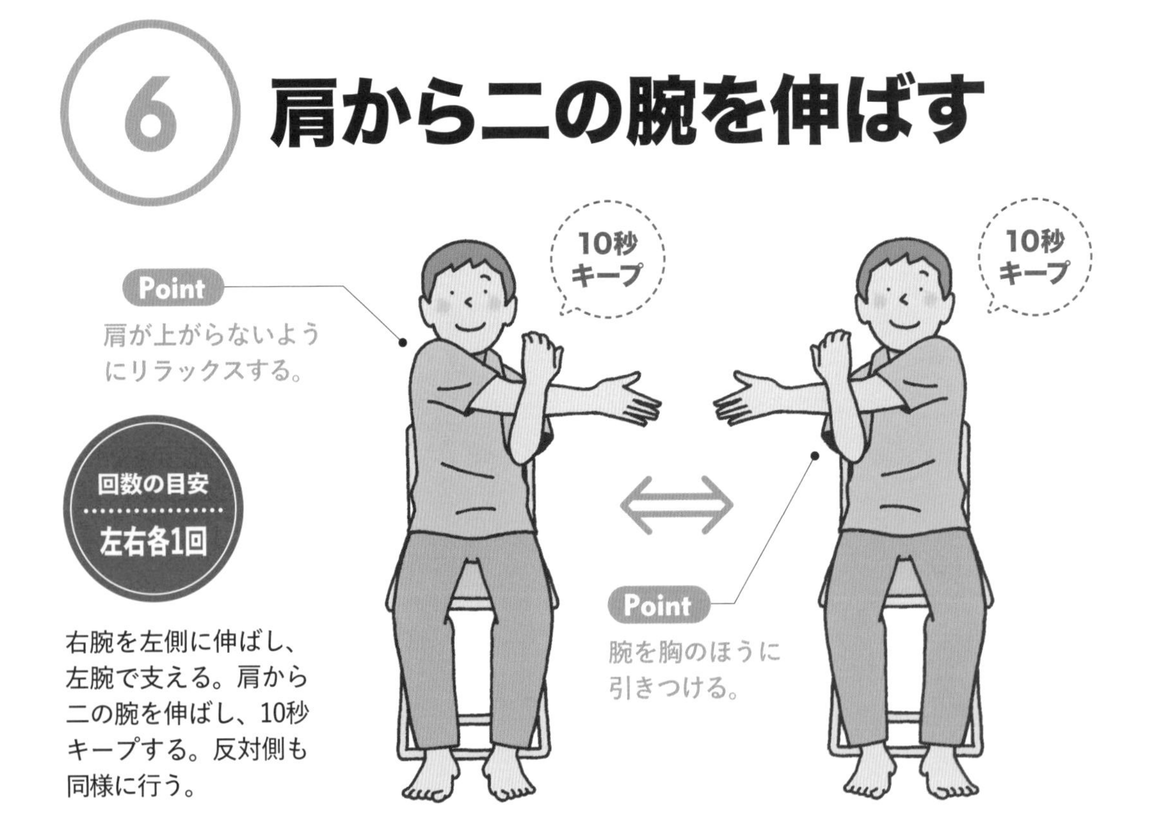
6
肩から二の腕を伸ばす
Point
肩が上がらないようにリラックスする。
10秒キープ
10秒キープ
回数の目安
左右各1回
Point
腕を胸のほうに引きつける。
右腕を左側に伸ばし、左腕で支える。肩から二の腕を伸ばし、10秒キープする。反対側も同様に行う。

7 肩から胸を開く

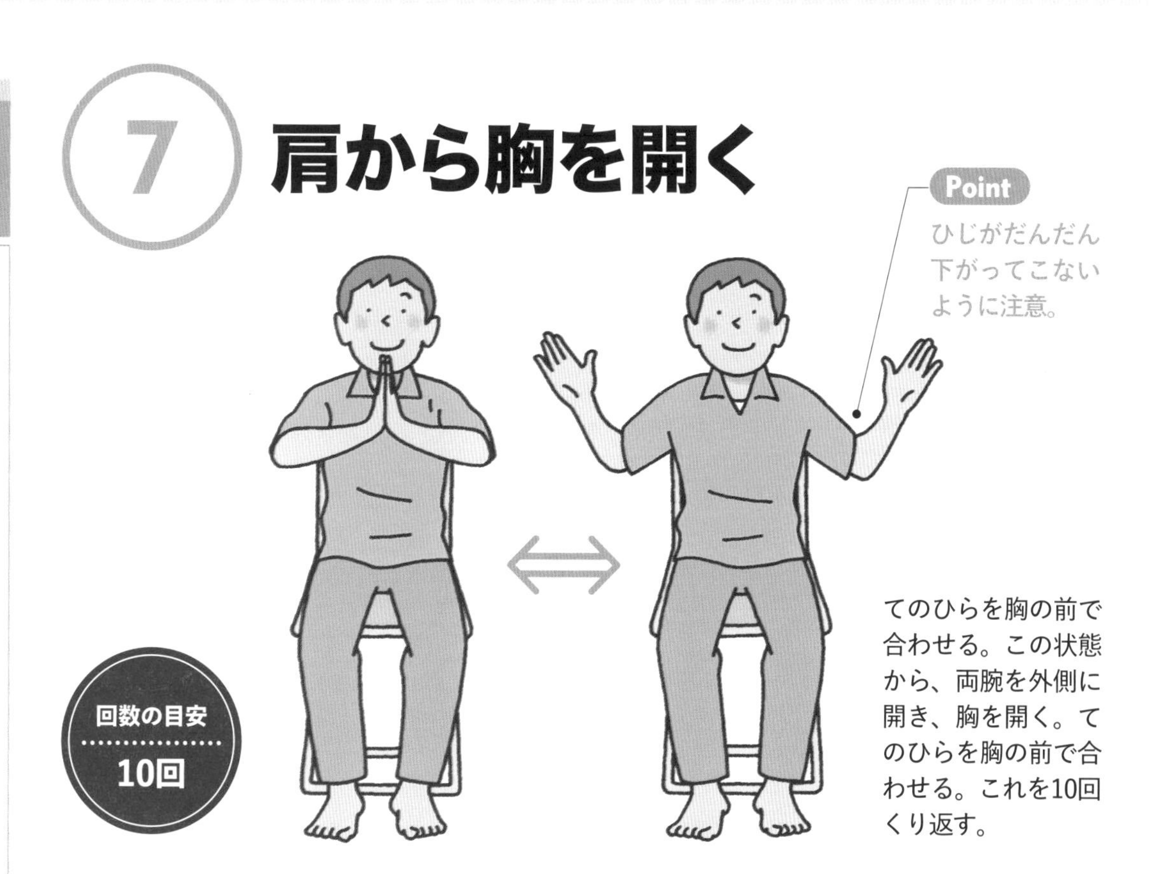

てのひらを胸の前で合わせる。この状態から、両腕を外側に開き、胸を開く。てのひらを胸の前で合わせる。これを10回くり返す。

8 上体を左右にまわす

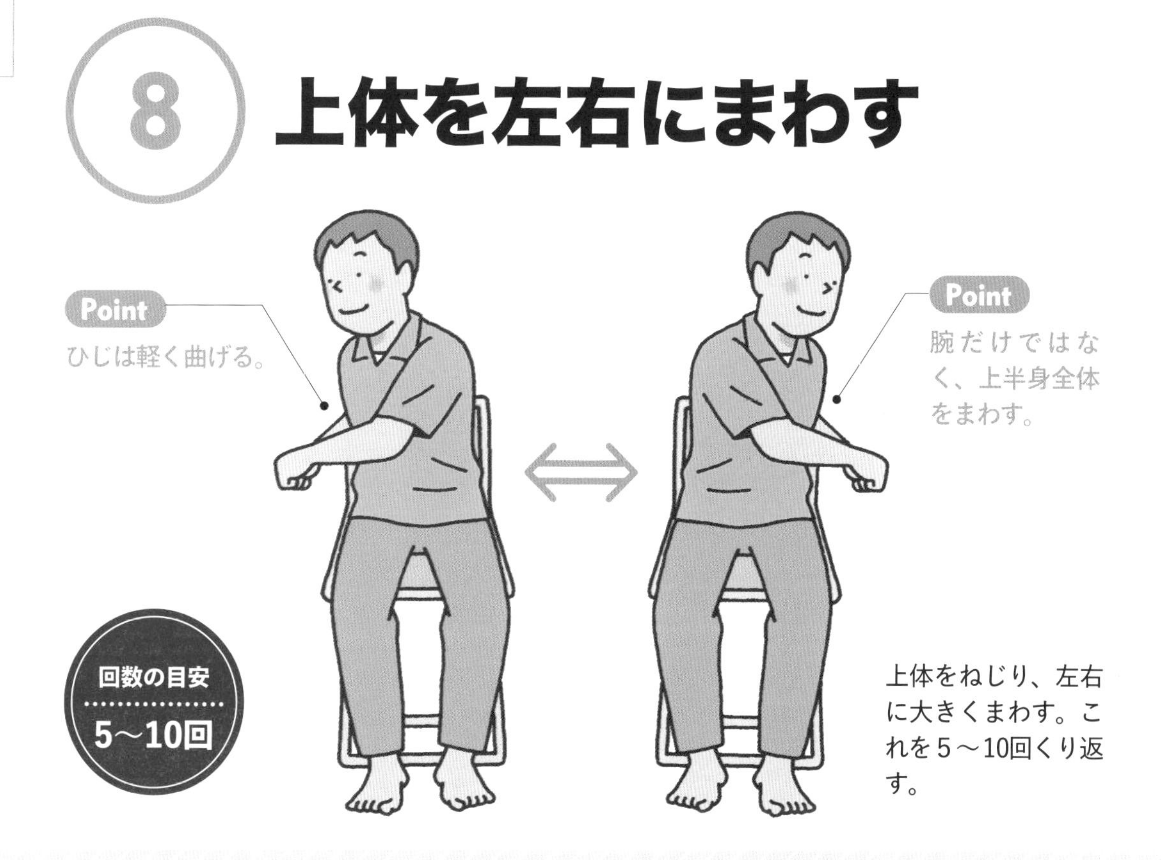

上体をねじり、左右に大きくまわす。これを5〜10回くり返す。

9 体側を伸ばす

10秒
キープ
Point
前かがみにならないように、できるだけ真横に倒す。
回数の目安
左右各1回

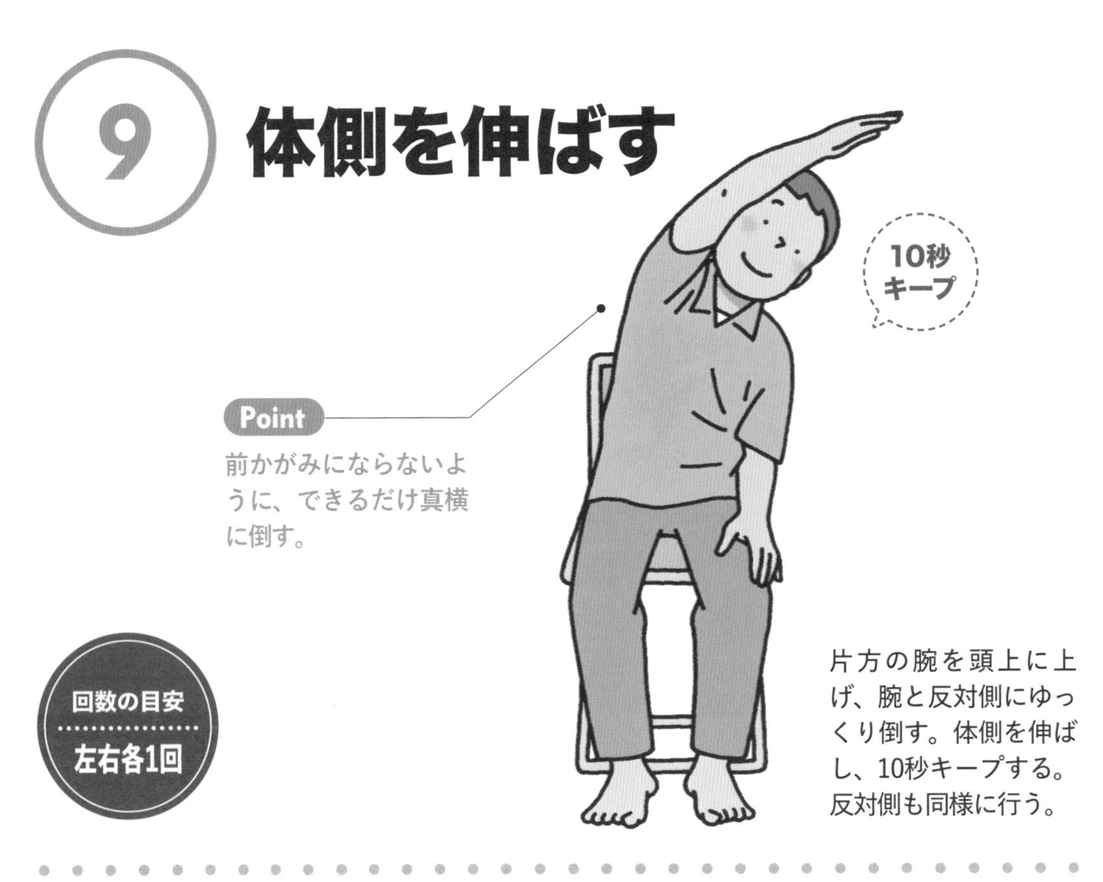

片方の腕を頭上に上げ、腕と反対側にゆっくり倒す。体側を伸ばし、10秒キープする。反対側も同様に行う。

10 前屈からバンザイ

Point
上体は、背筋が伸びるまで、しっかり引き上げる。
回数の目安
5回

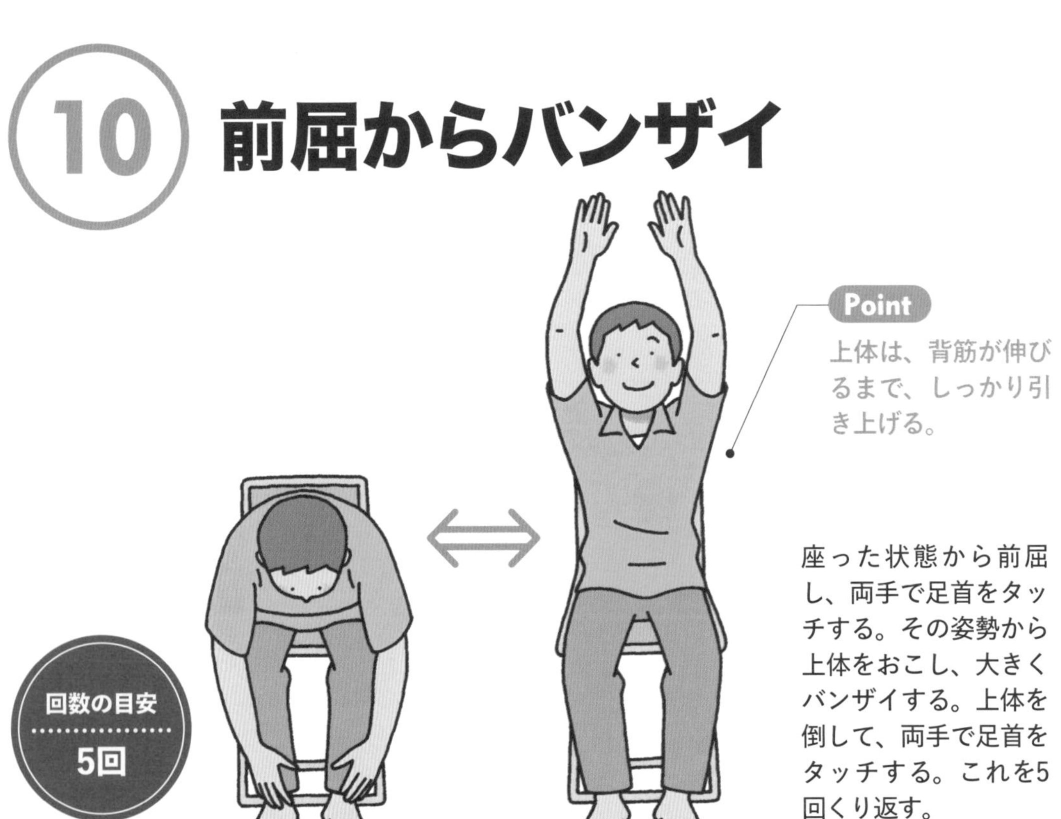

座った状態から前屈し、両手で足首をタッチする。その姿勢から上体をおこし、大きくバンザイする。上体を倒して、両手で足首をタッチする。これを5回くり返す。

11 深呼吸

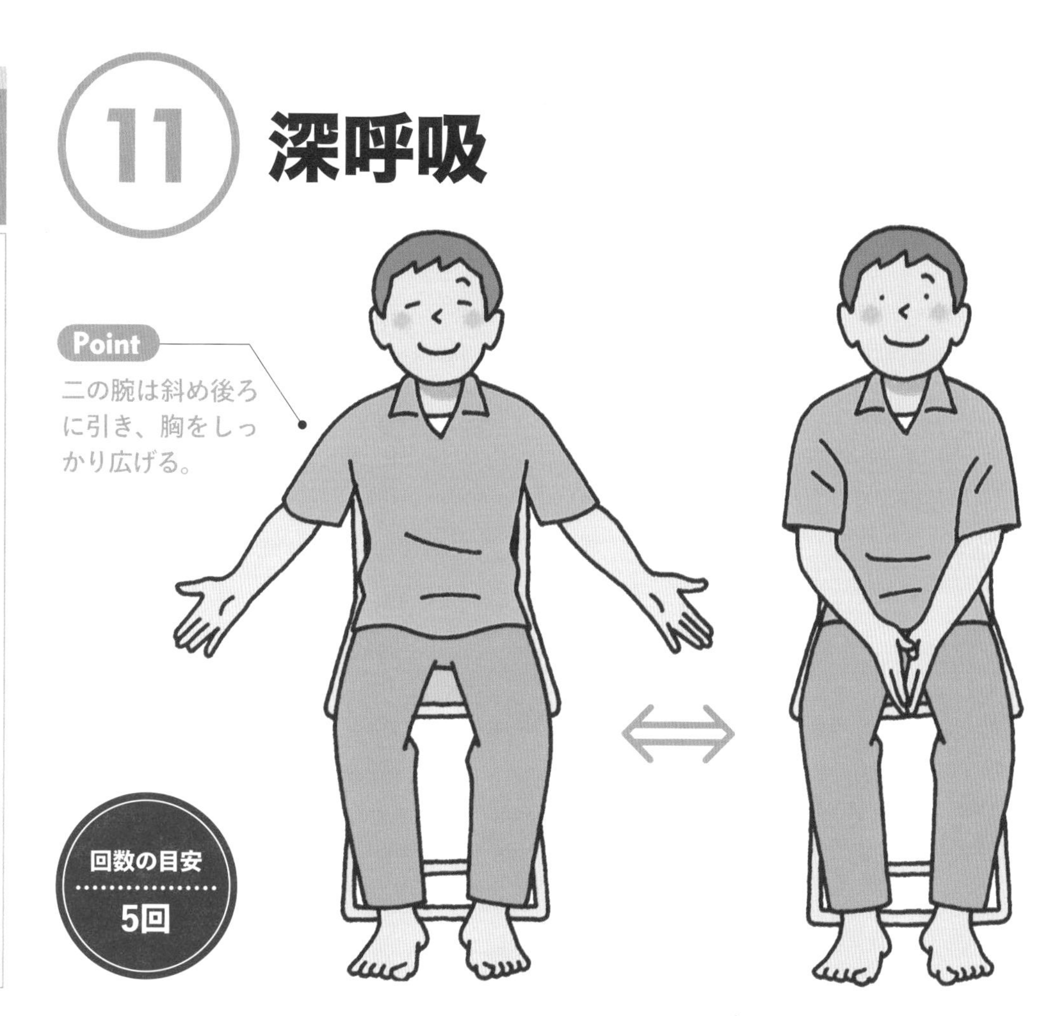

鼻から息を吸いながら、両腕を大きく斜め後ろに引く。口からゆっくり息を吐きながら、腕を閉じて、てのひらをあわせる。これを5回くり返す。

普段の生活では、胸を閉じた姿勢が多いですね。パソコンやスマホなどを操作しているときなど、その典型です。ときどき、胸をしっかり開くようにすると、呼吸が自然と深くなりますよ。

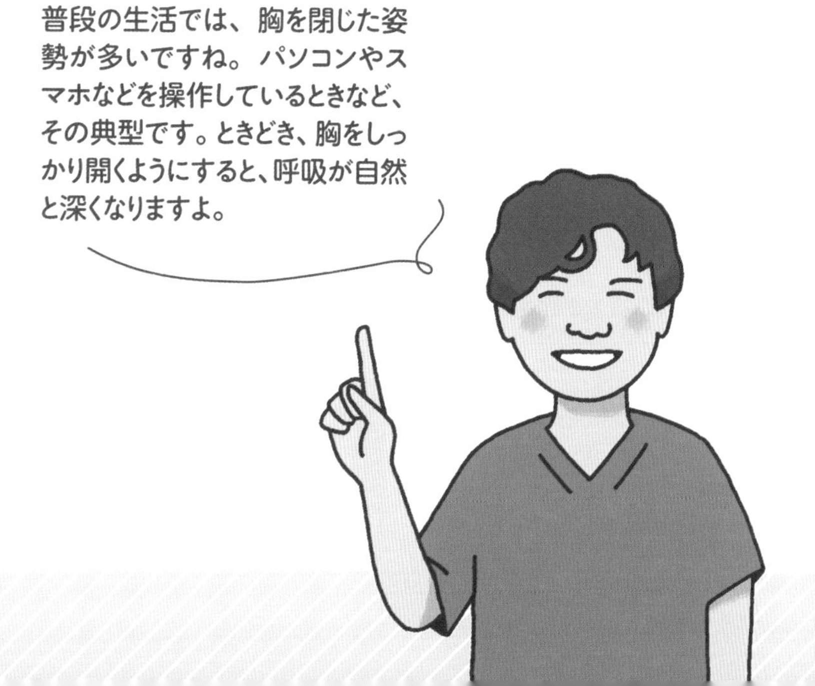

軽い体操とストレッチ【下肢編】

下半身全体を動かす運動で、全て椅子に座って行います。伸ばしているところや動かしているところを意識しながら、じっくり、ていねいに行いましょう。

●ここで紹介する運動は、全て椅子に座って行います。体がぐらつかないように、足裏はしっかり床につけましょう。

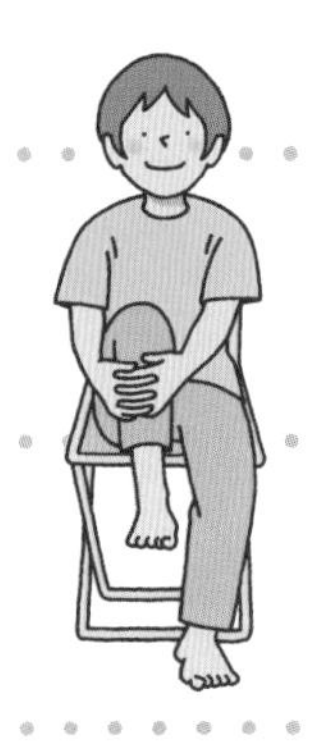
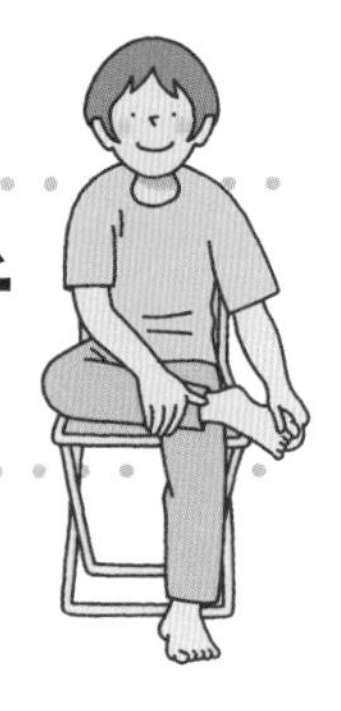
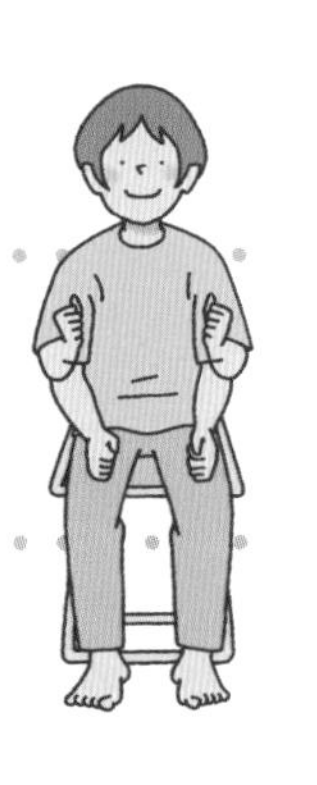
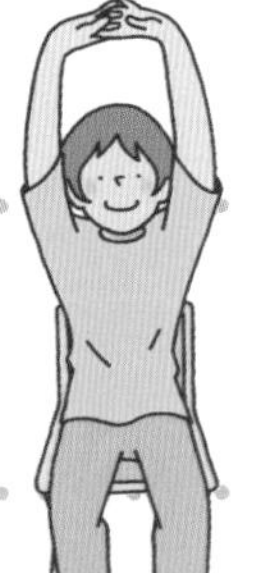
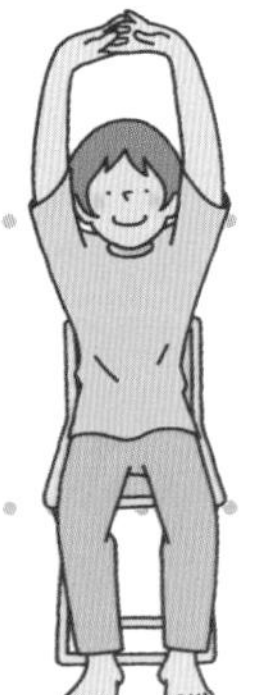

1 ひざのストレッチ

椅子に座り、片方の脚を斜め前に伸ばし、両手をひざにおく。ひざを軽く押してストレッチし、10秒キープする。反対の脚も同様に行う。

Point ひざが痛い場合は、無理しないこと。

Point かかとを床につけ、つま先は浮かす。

2 股関節のストレッチ

両手で片方の脚のすねを抱え、胸のほうに引きつける。股関節をストレッチし、10秒キープする。反対の脚も同様に行う。

Point 猫背にならないように、背筋を伸ばす。

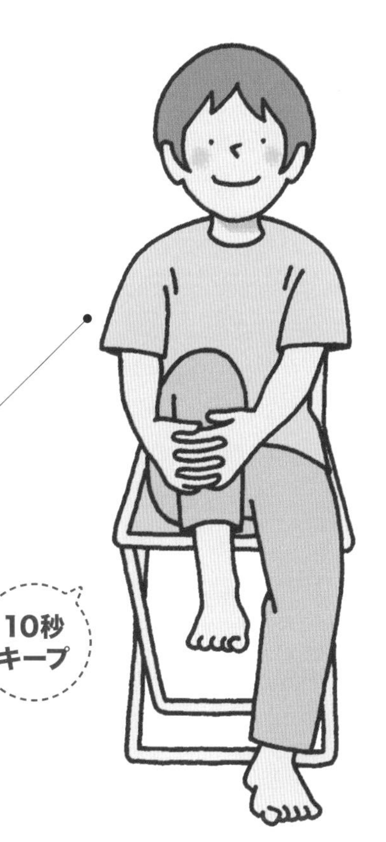

③ 大腿内部のストレッチ

10秒キープ

片方の脚をもう片脚のひざの少し上にのせ、両手をひざにおいて上から軽く押す。大腿内部をストレッチして、10秒キープする。

Point
脚をひざにのせるのがつらい場合は、無理しない。

甲とすねのストレッチ

上げた脚のつま先を脚と反対側の手で持ち、内側に引く。甲からすねをストレッチし、10秒キープする。

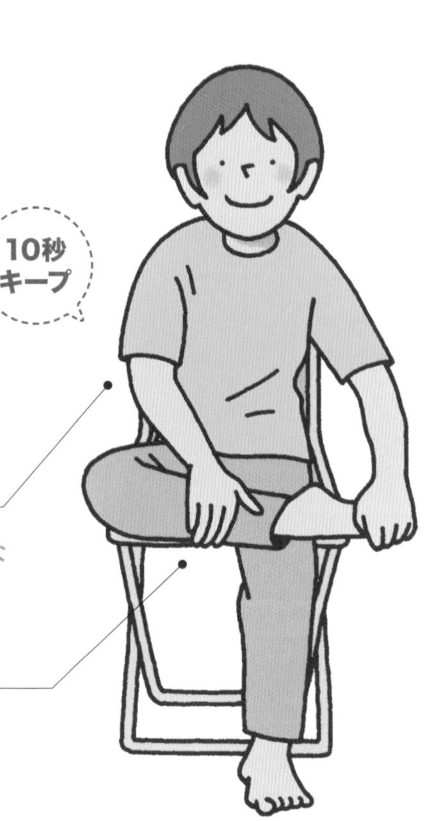

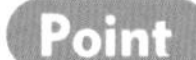

上体が前かがみにならないように注意。

Point
手をすねに添え、脚を支える。

アキレス腱のストレッチ

上げた脚の足裏に反対側の手を添え、外側に反らす。アキレス腱をストレッチして、10秒キープする。

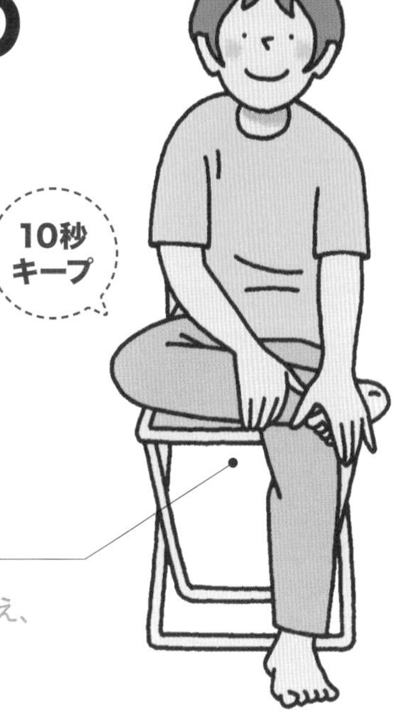

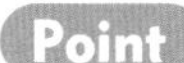

手をすねに添え、脚を支える。

足首のストレッチ

上げた脚と反対の手で、足首を大きく、ゆっくり10回まわす。

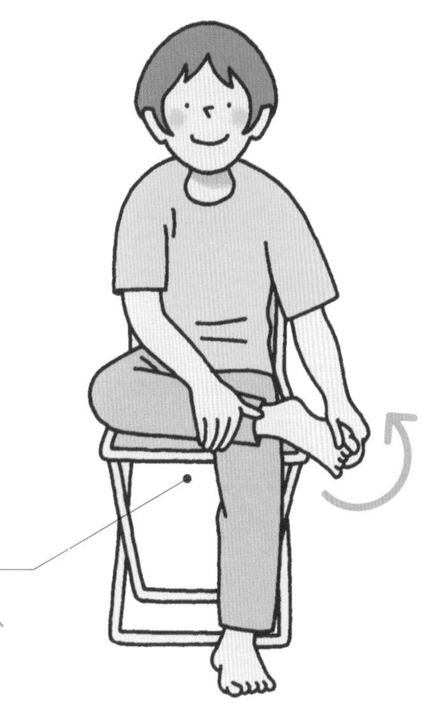

Point
手をすねに添え、脚を支える。

反対の脚で、③～⑥を同様に行う。

8 太ももをたたく

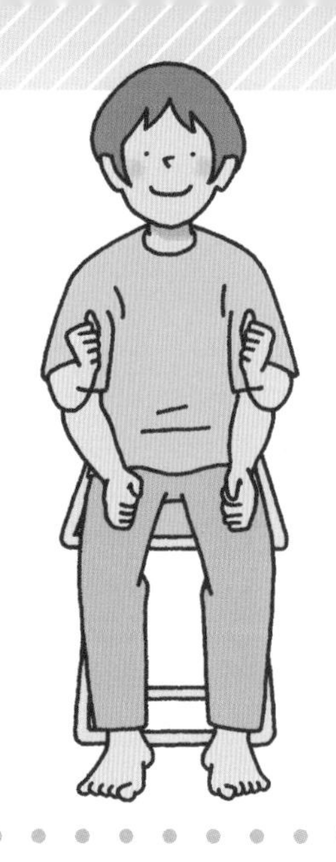

両手でこぶしをつくり、ひざ上から脚のつけ根に向かって、太ももをリズミカルにたたく。太ももまでたたいたら、ひざに向かって同様にたたく。これを2往復する。

9 ふくらはぎをたたく

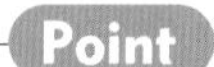

上体をしっかり倒して行う。

両手でこぶしをつくり、ひざ下から足首に向かって、ふくらはぎをリズミカルにたたく。足首までたたいたら、ひざ下に向かって同様にたたく。これを2往復する。

10 脚の表面をなでる

Point

急がず、ゆっくり、ていねいに行う。

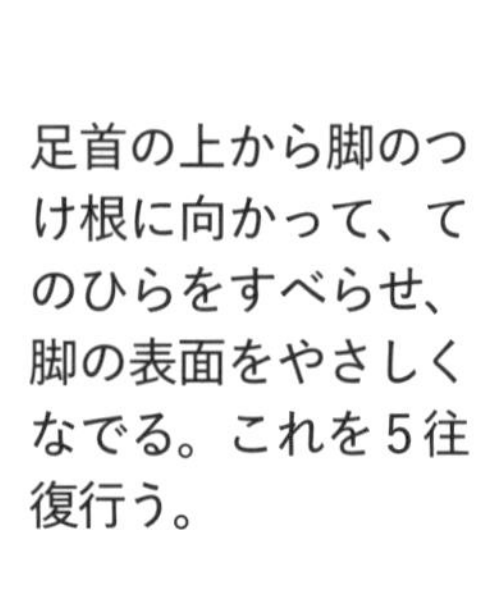

足首の上から脚のつけ根に向かって、てのひらをすべらせ、脚の表面をやさしくなでる。これを5往復行う。

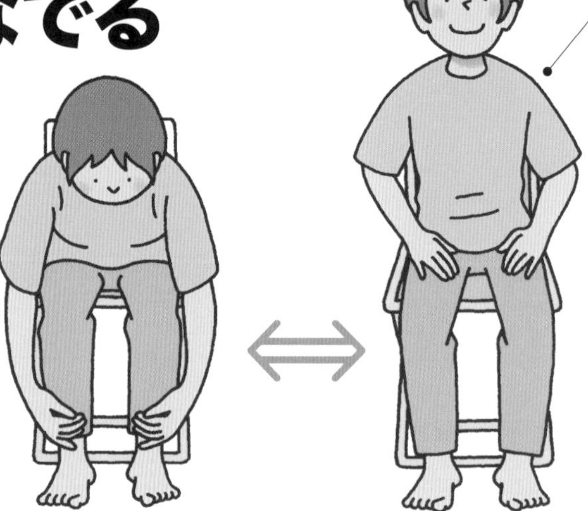

11 大きく背伸びする

両手を頭上で組んで大きく背伸びし、10秒キープする。

10秒
キープ
Point
息を止めず、自然な呼吸で行う。
Point
脇をしっかり伸ばす。

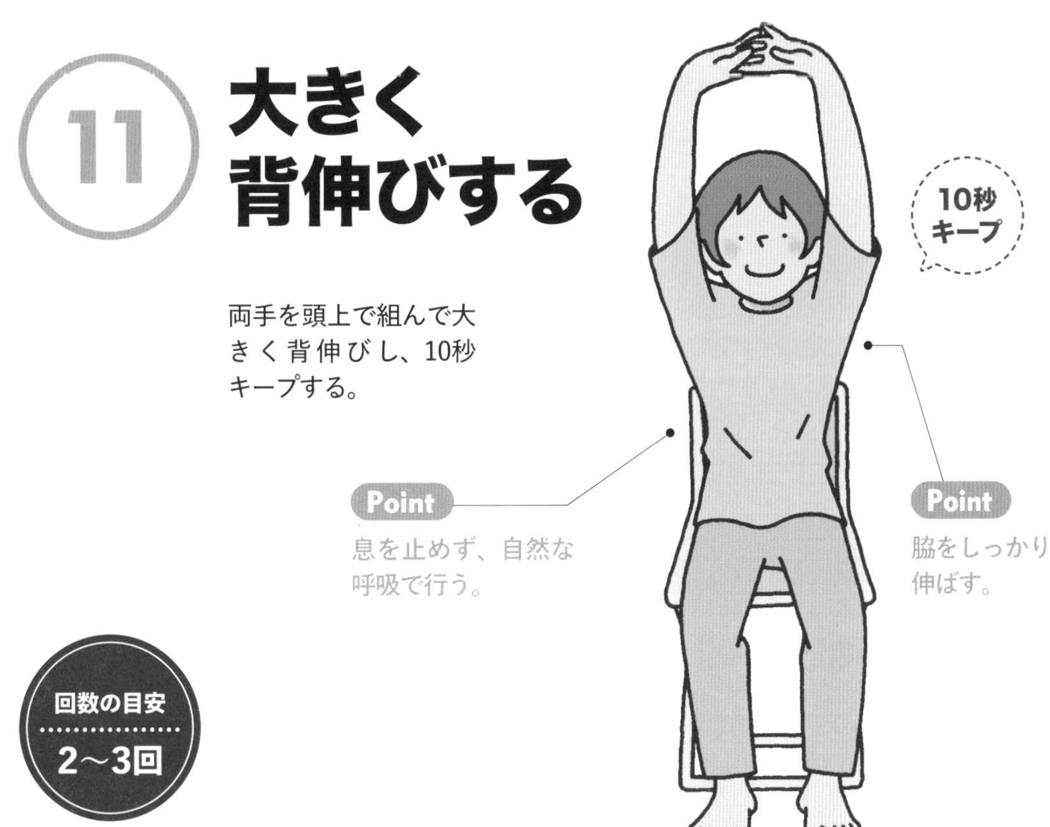

回数の目安
2～3回

12 深呼吸

鼻から息を吸いながら、両腕を大きく斜め後ろに引く。口からゆっくり息を吐きながら、腕を閉じて、てのひらをあわせる。これを5回くり返す。

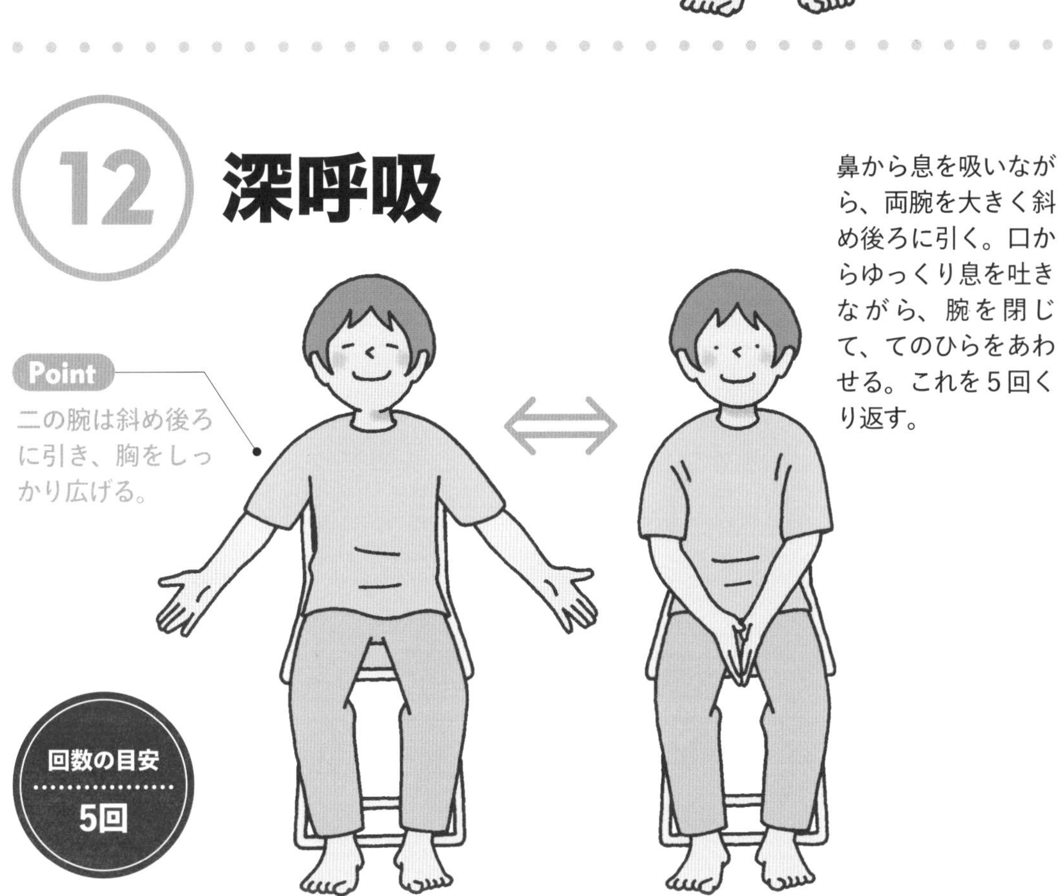

回数の目安
5回

レジスタンス運動

ストレッチに慣れてきたら、軽い筋トレに挑戦してみましょう。体力や筋力は個人差があるので、ここに書いてある回数にはとらわれず、自分のペースで行ってください。どの運動も、息を止めないことが大切です。

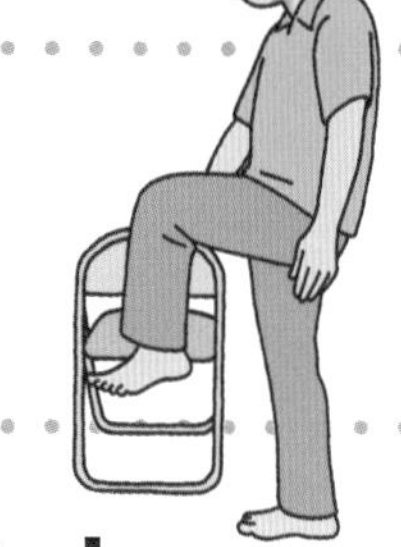

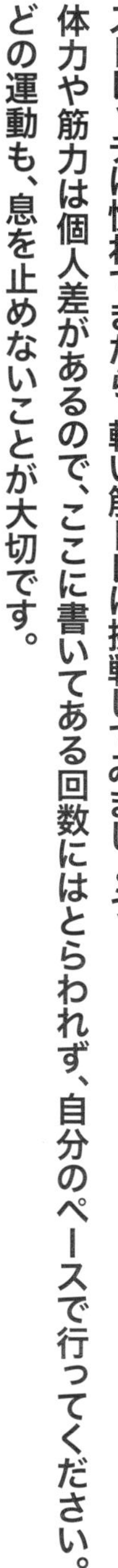

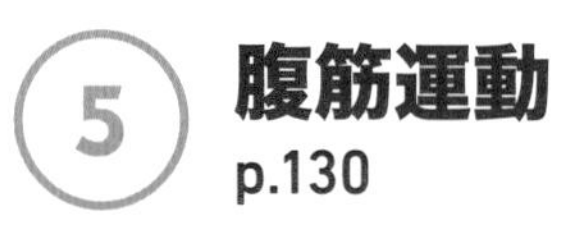

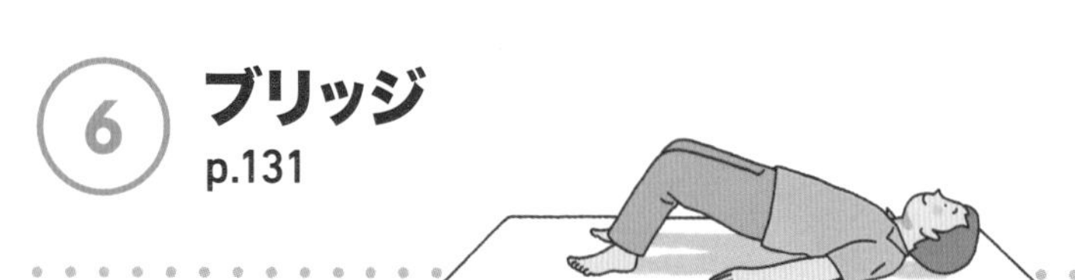

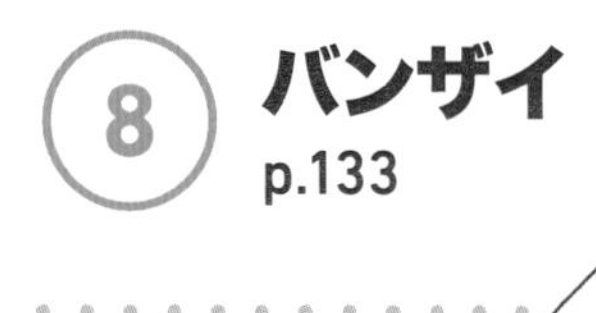

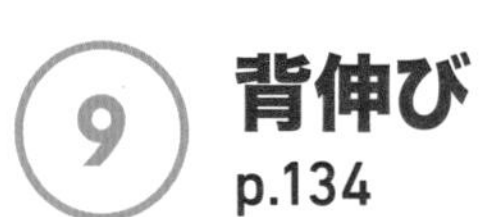

壁を使った腕立て伏せ

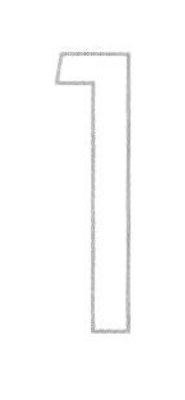

足は肩幅に開き、
両手を肩の高さで
壁につく。

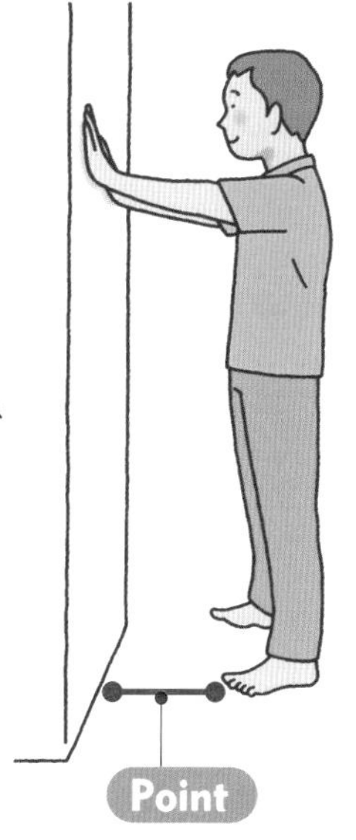

Point
足と壁の距離は
50〜70cmほど。

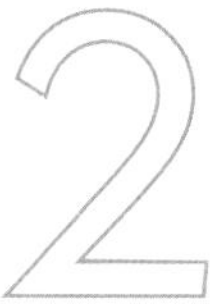

鼻からゆっくりと息を吸いながら
５秒かけて、両ひじを曲げて顔を
壁に近づける。１秒キープする。

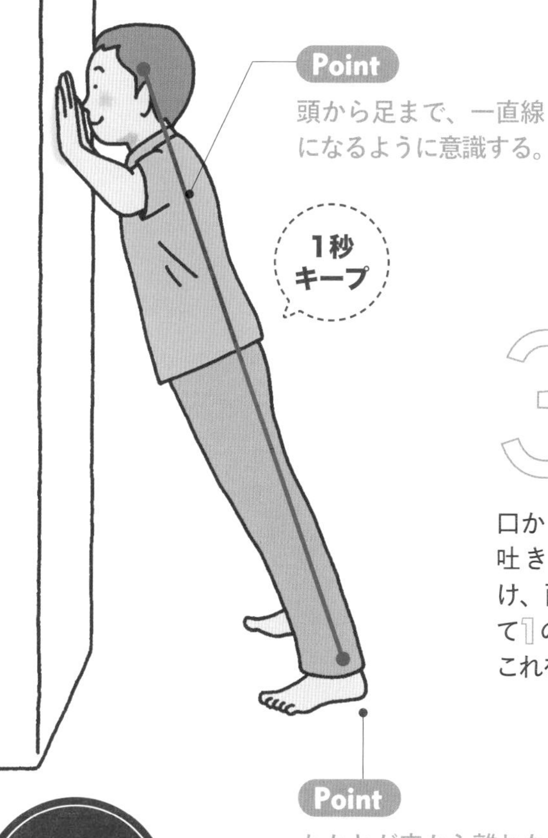

Point
頭から足まで、一直線
になるように意識する。

Point
かかとが床から離れな
いようにする。

口からゆっくり息を
吐きながら５秒か
け、両ひじを伸ばし
て1の姿勢に戻る。
これを10回くり返す。

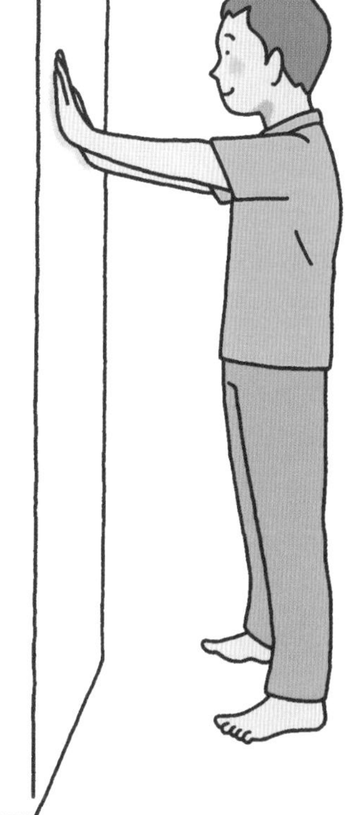

2 脚上げ運動

1

椅子の横に立って足を肩幅に開き、片手で椅子の背につかまる。

Point
椅子はしっかりしたものを使う。壁につかまってもOK。

2

外側の脚を斜め前に伸ばし、10秒キープする。

3

同じ脚を斜め後ろにふり上げて伸ばし、10秒キープする。

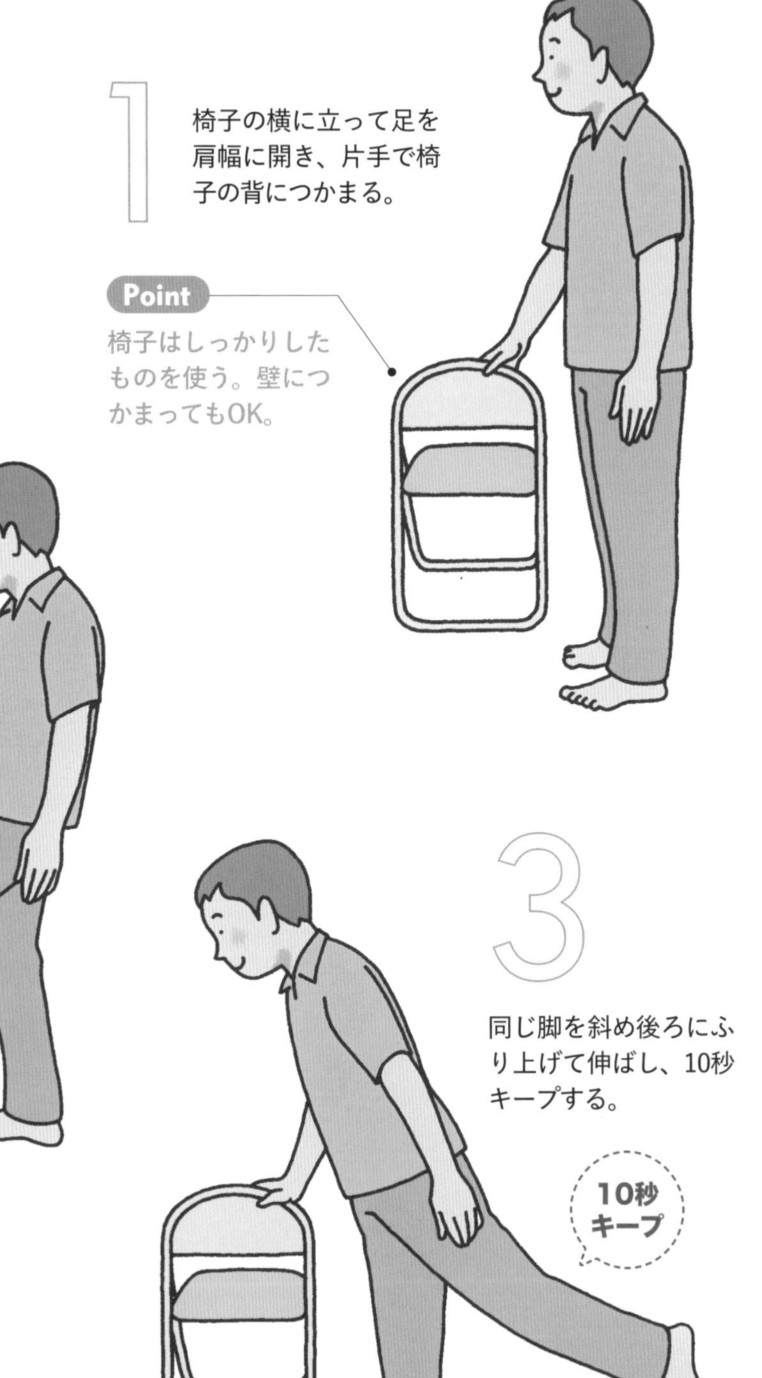

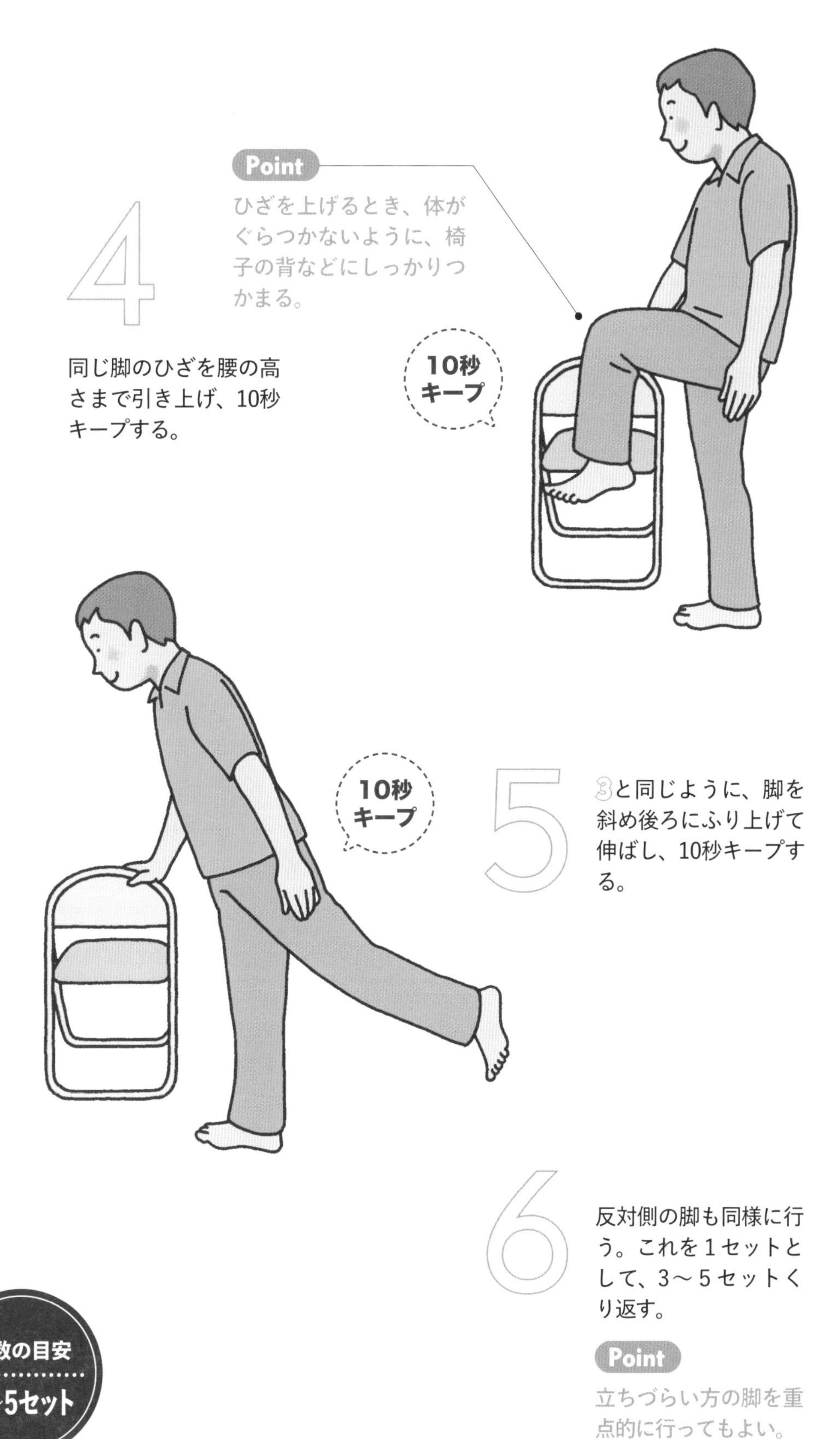

4

同じ脚のひざを腰の高さまで引き上げ、10秒キープする。

Point

ひざを上げるとき、体がぐらつかないように、椅子の背などにしっかりつかまる。

5

3と同じように、脚を斜め後ろにふり上げて伸ばし、10秒キープする。

6

反対側の脚も同様に行う。これを1セットとして、3～5セットくり返す。

Point

立ちづらい方の脚を重点的に行ってもよい。

回数の目安

3～5セット

椅子を使ったスクワット

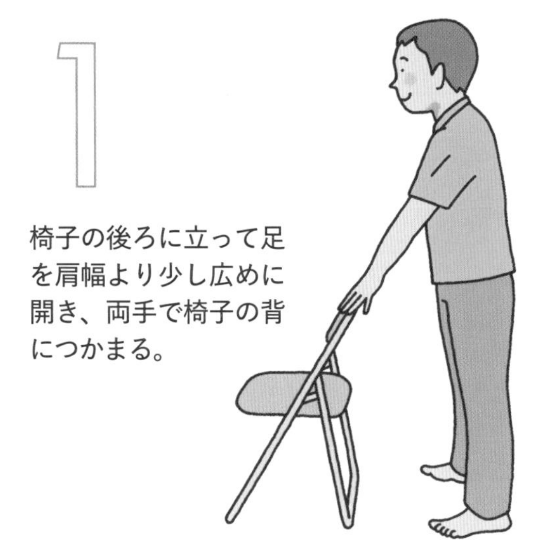

1

椅子の後ろに立って足を肩幅より少し広めに開き、両手で椅子の背につかまる。

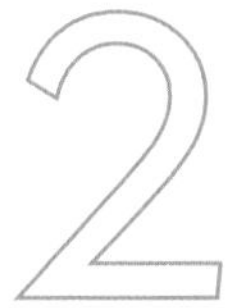

2

口から息を吐きながら、ひざをゆっくり曲げて上体を落とす。

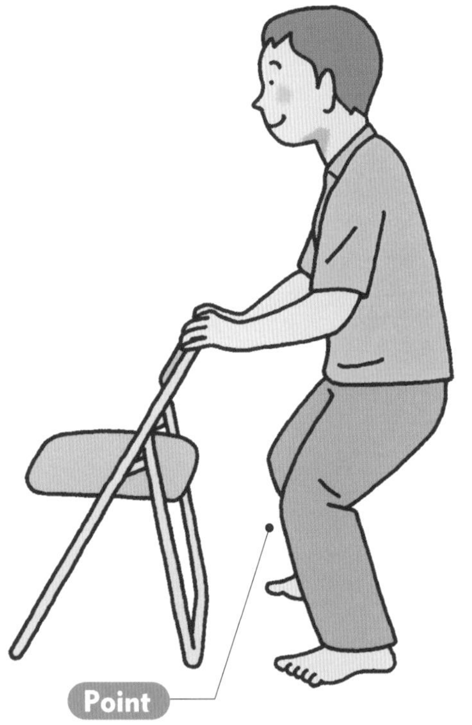

Point

ひざがつま先より前に出ないようにする。また、ひざが内側に入らないようにする。

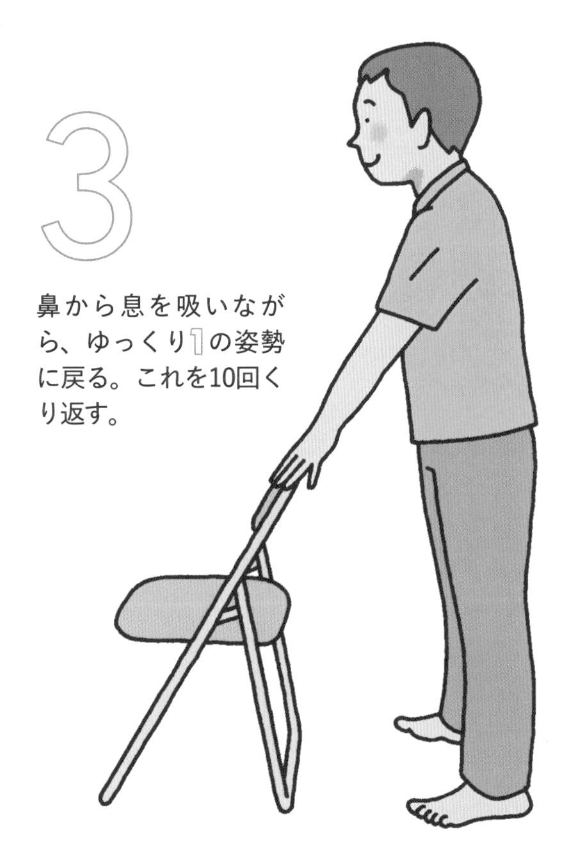

3

鼻から息を吸いながら、ゆっくり1の姿勢に戻る。これを10回くり返す。

④ 両脚曲げ

1

あお向けに寝て、脚は肩幅に開く。両腕は体側に沿って自然に伸ばす。

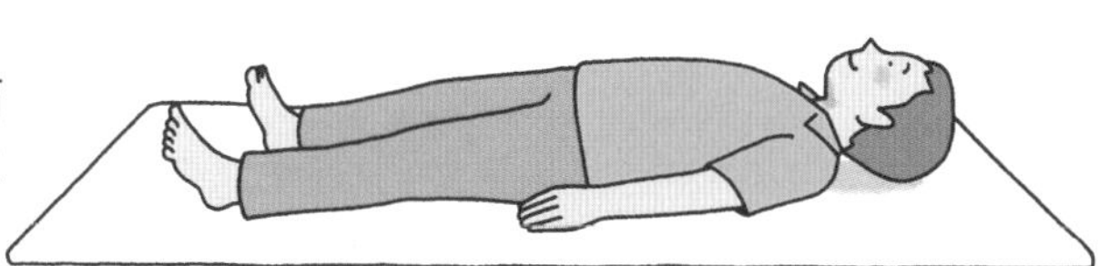

2

口から息を吐きながら、両ひざを曲げて胸のほうへ引きつける。

Point
お尻が少し浮くくらいまで、ひざを胸に近づける。

Point
てのひらを床にしっかりつけて、体を支える。

3

鼻から息を吸いながら、ひざを伸ばし、1の姿勢に戻る。これを10回くり返す。

Point
曲げるときと同じくらいのスピードでひざを伸ばす。

5 腹筋運動

1

あお向けに寝て、両脚を肩幅に開いてひざを立てる。両腕は体側に沿って自然に伸ばす。

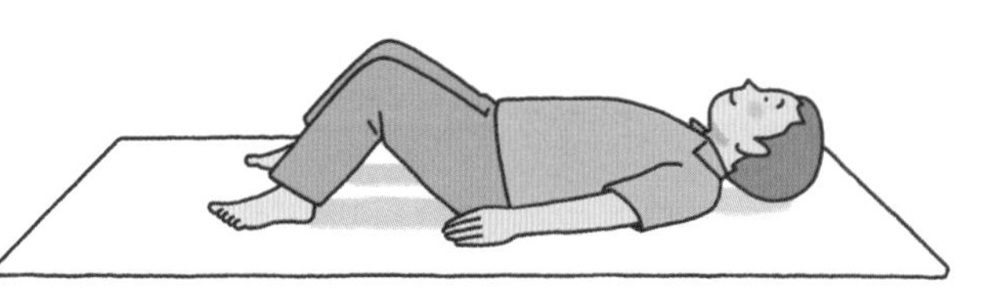

2

口から息を吐きながら、頭をゆっくりと持ち上げ、おなかをのぞき込む。

Point
首だけ曲げるのではなく、頭から持ち上げる。
Point
両手を床につけ、体をしっかり支える。

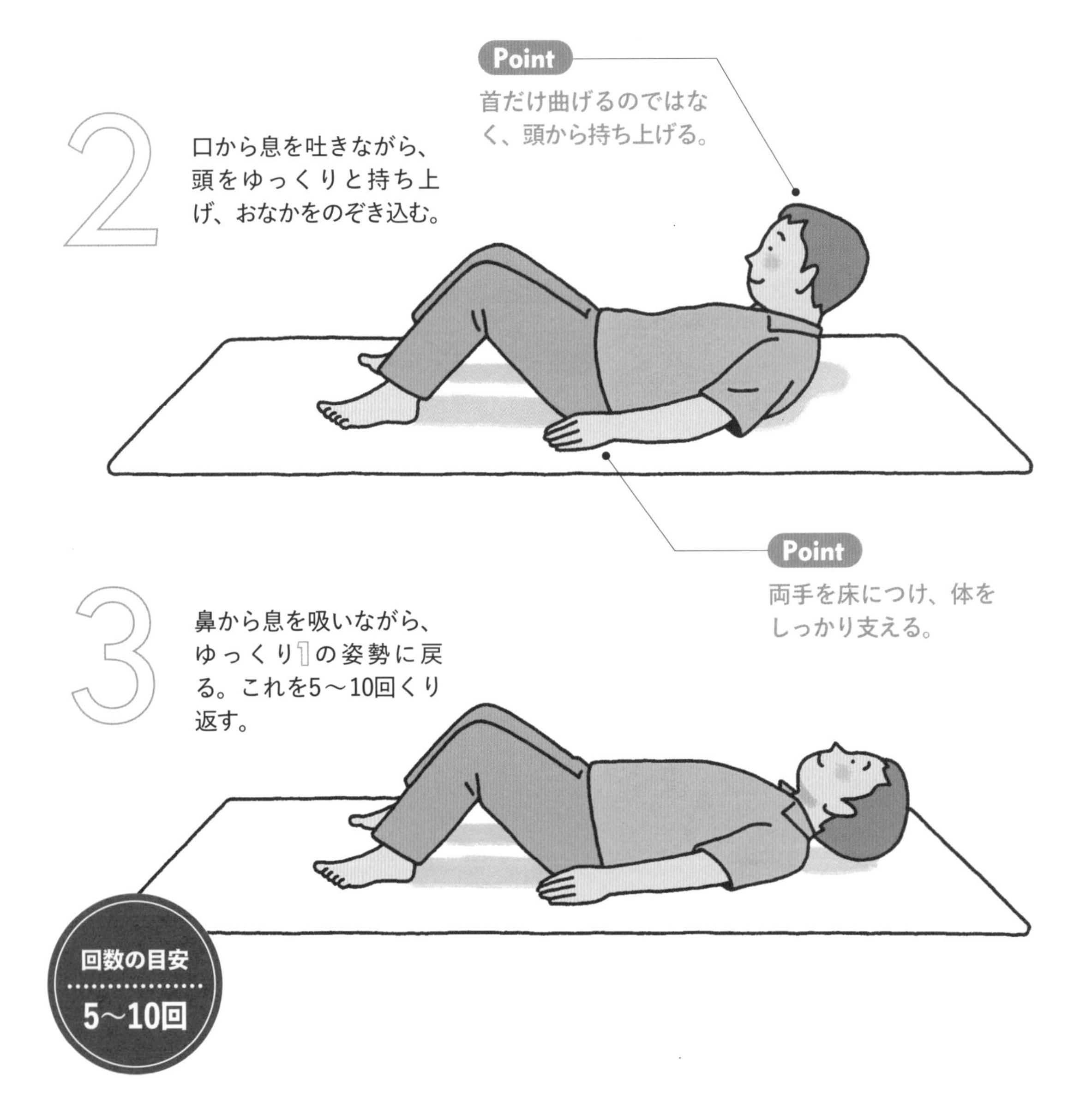

3

鼻から息を吸いながら、ゆっくり1の姿勢に戻る。これを5〜10回くり返す。

回数の目安
5〜10回

6 ブリッジ

1

あお向けに寝て、両脚を肩幅に開いてひざを立てる。両腕は体側に沿って自然に伸ばす。

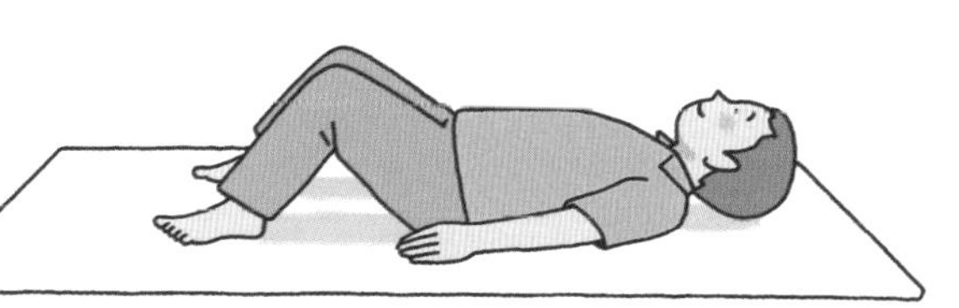

2

口から息を吐きながら、腰を持ち上げる。

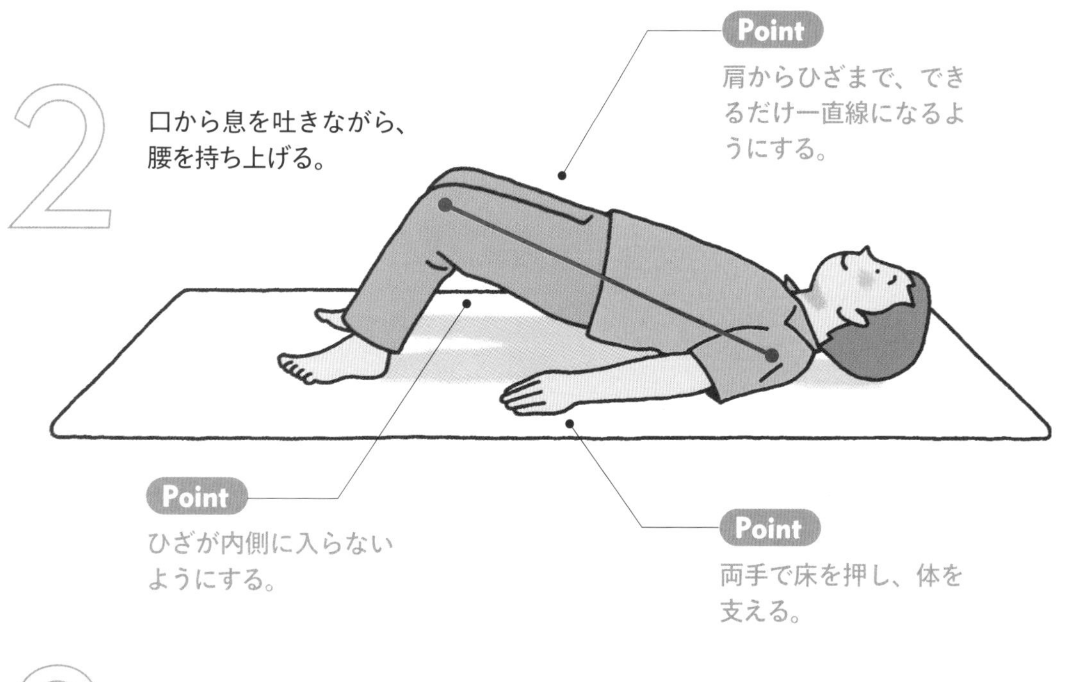

Point
肩からひざまで、できるだけ一直線になるようにする。

Point
ひざが内側に入らないようにする。

Point
両手で床を押し、体を支える。

3

鼻から息を吸いながら、ゆっくり1の姿勢に戻る。これを5～10回くり返す。

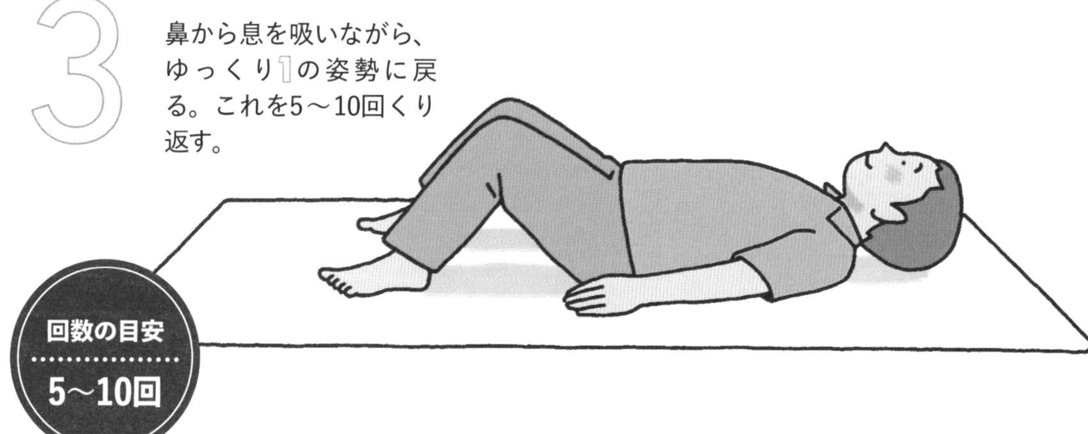

回数の目安
5～10回

7 バッククロス

1

うつ伏せに寝て、両腕と両脚を伸ばす。脚は肩幅に開く。

2

口から息を吐きながら、片方の腕と腕と逆の脚を同時に持ち上げ、5秒キープする。鼻から息を吸いながら、腕と脚をおろす。

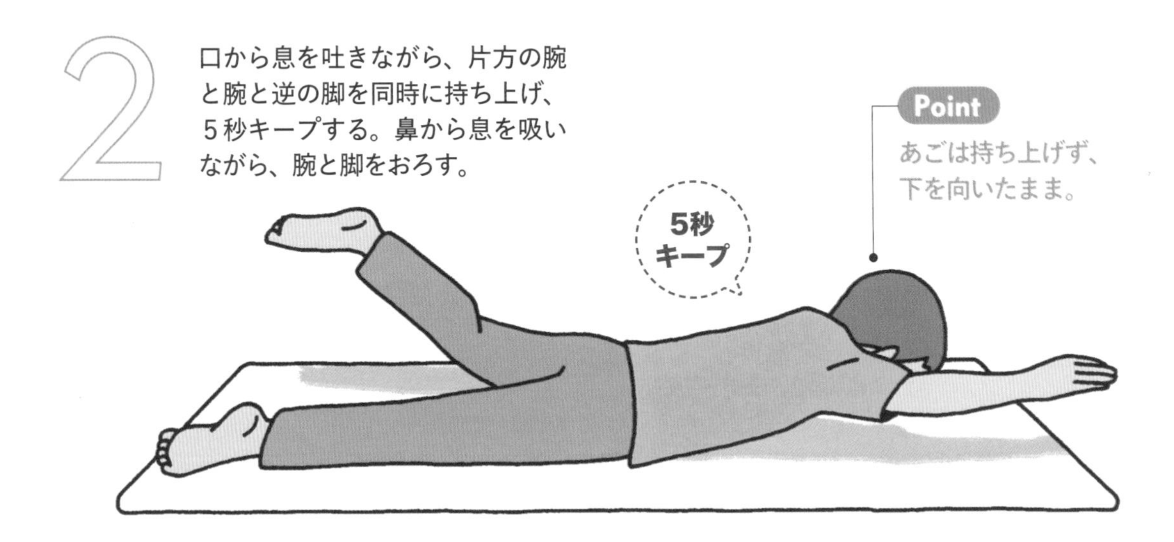

3

ひと呼吸おいた後、2と同様に逆の手脚を持ち上げ、5秒キープし、おろす。これを1セットとし、3〜5セットくり返す。

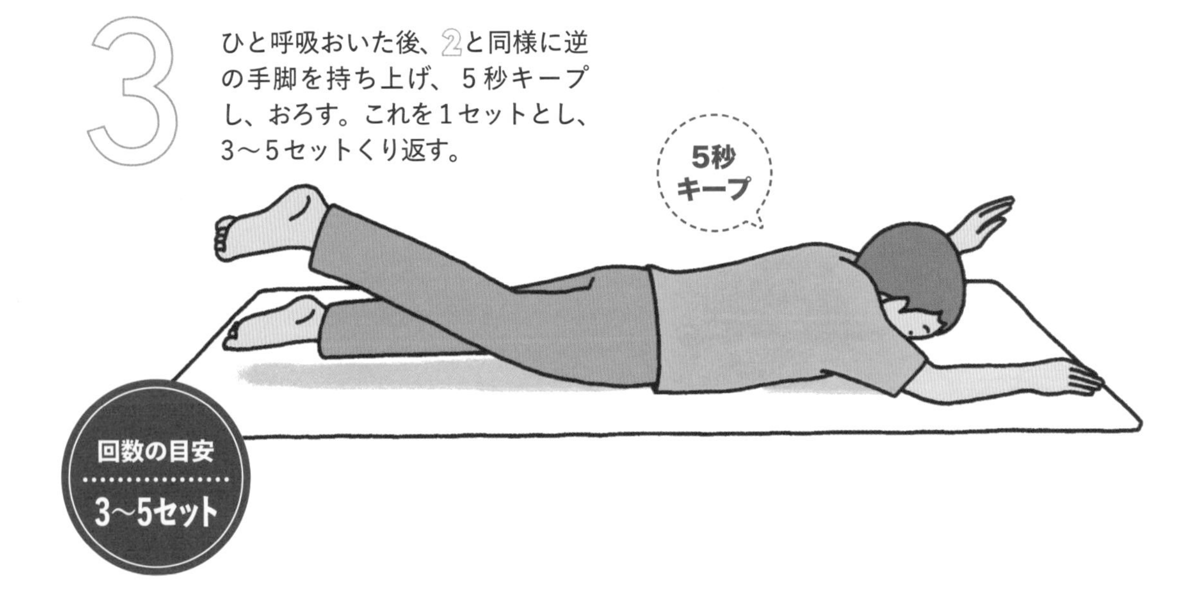

⑧ バンザイ

1

あお向けに寝て、脚は肩幅に開く。両腕は体側に沿って自然に伸ばす。

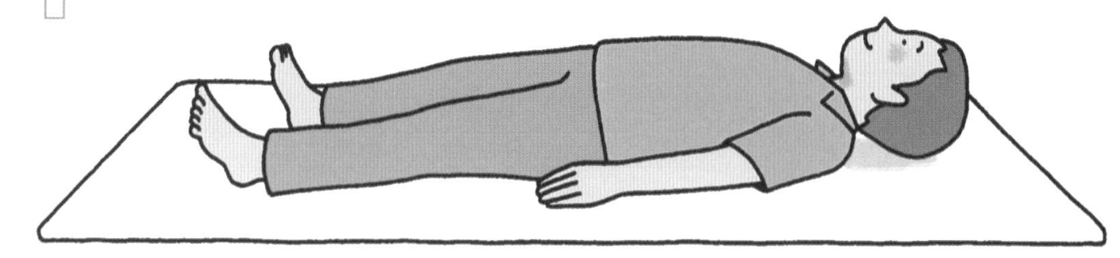

2

鼻から息を吸いながら、両腕を頭上に上げてバンザイし、口から息を吐きながら両腕を下ろす。これを10回くり返す。

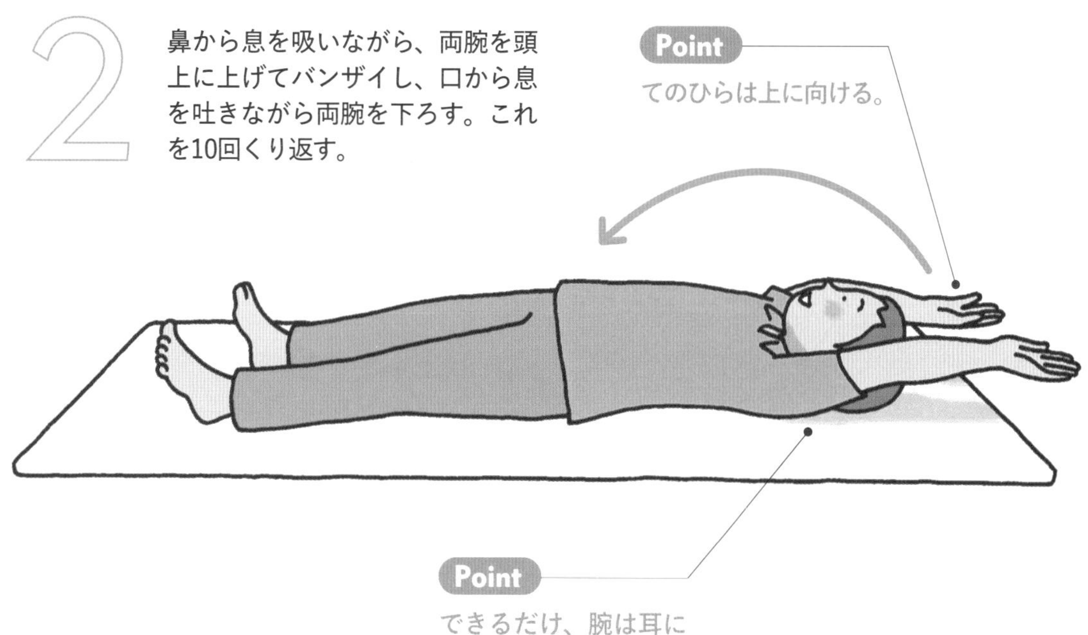

Point

てのひらは上に向ける。

Point

できるだけ、腕は耳につくように上げる。

回数の目安

10回

9 背伸び

1

あお向けに寝て、脚は肩幅に開く。両腕は体側に沿って自然に伸ばす。

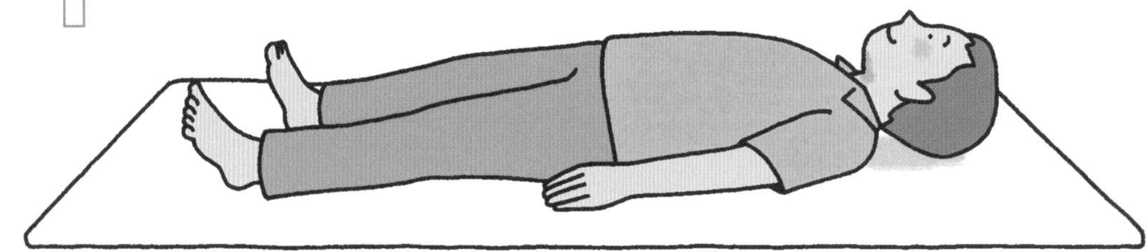

2

両腕を頭上に持ち上げ、脚と手でからだを引っ張り合い、気持ちよく伸びる。15秒キープする。

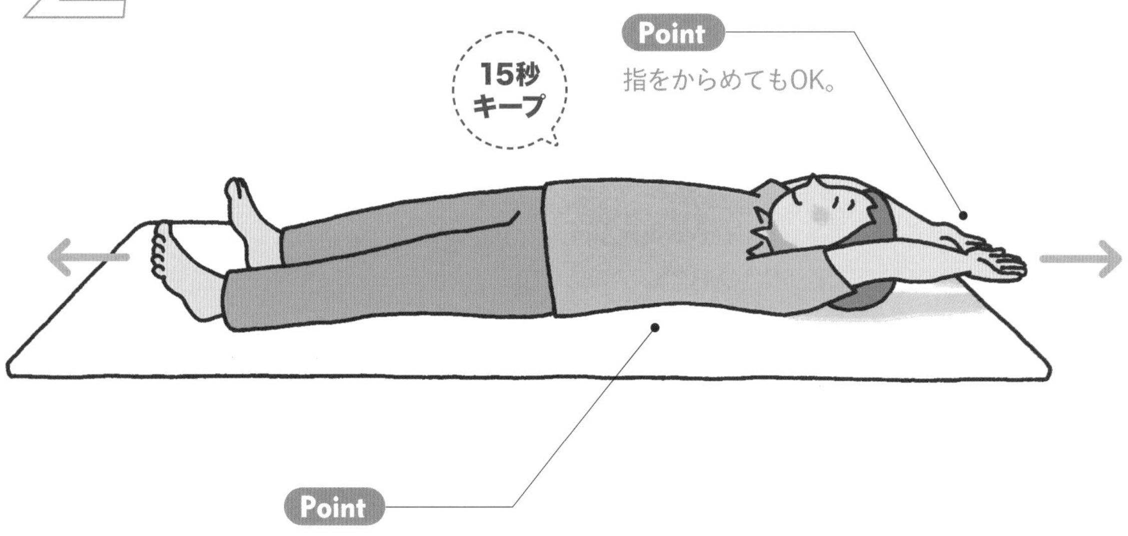

Point
自然な呼吸を続ける。

回数の目安
1〜2回

column

すきま時間のちょこっと運動

日常生活に運動を取り入れるコツは、ちょっとしたすきま時間を利用すること。テレビのコマーシャルタイム、玄関で靴を履く前、エレベーターを待つ時間など、自分なりのルールを決めて、行ってみましょう。いつの間にか習慣になること間違いなし！

かかとの上げ下ろし

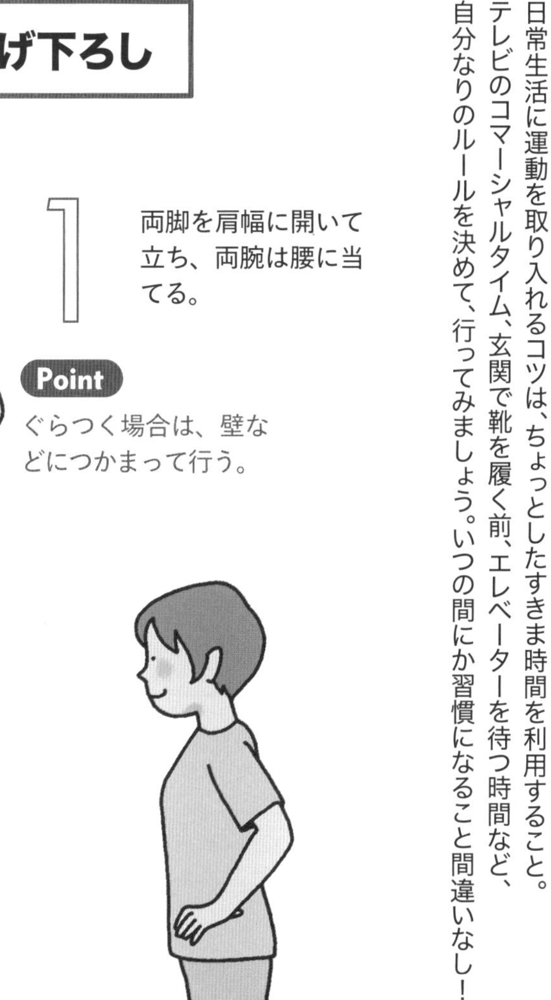

1 両脚を肩幅に開いて立ち、両腕は腰に当てる。

Point
ぐらつく場合は、壁などにつかまって行う。

2 ゆっくりかかとを上下させる。

Point
かかとはできるだけ高く持ち上げる。かかとをおろすときは、持ち上げたときと同じスピードで、ゆっくり、静かにおろす。

寝てストレッチ

就寝前や起床時に、ベッドの上でも行えるお手軽なストレッチです。
肩から股関節まで動かすので、全身すっきり！
目覚めてすぐに行う場合は、体と相談しながら、ゆっくり動かすようにしましょう。

① **バンザイ**
p.137

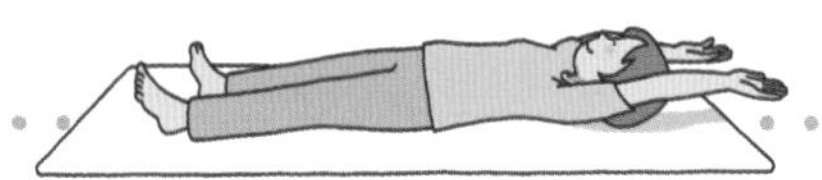

② **太ももとアキレス腱のストレッチ**
p.138

③ **太ももの内側のストレッチ**
p.139

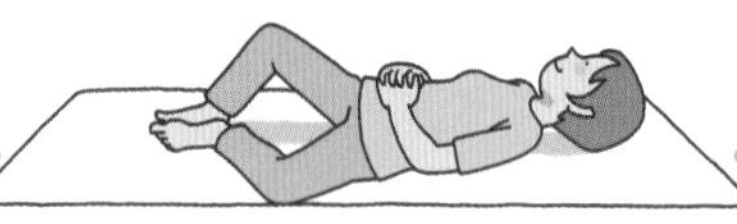

④ **背伸び**
p.140

＊「バンザイ」と「背伸び」は、「レジスタンス運動」のp.133、p.134にも登場する運動です。

寝る前に行えば、体のコリがとれて快眠の効果が期待できます。また、起床時に行うと体にエンジンがかかり、快適なスタートがきれます！

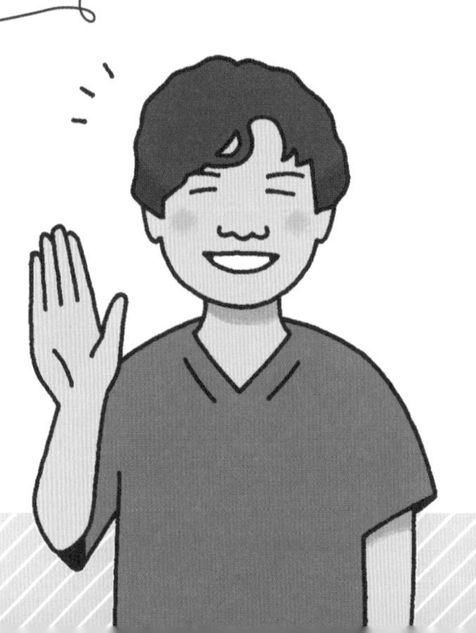

1 バンザイ

1

あお向けに寝て、脚は肩幅に開く。両腕は体側に沿って自然に伸ばす。

2

鼻から息を吸いながら、両腕を頭上に上げてバンザイし、口から息を吐きながら両腕を下ろす。これを10回くり返す。

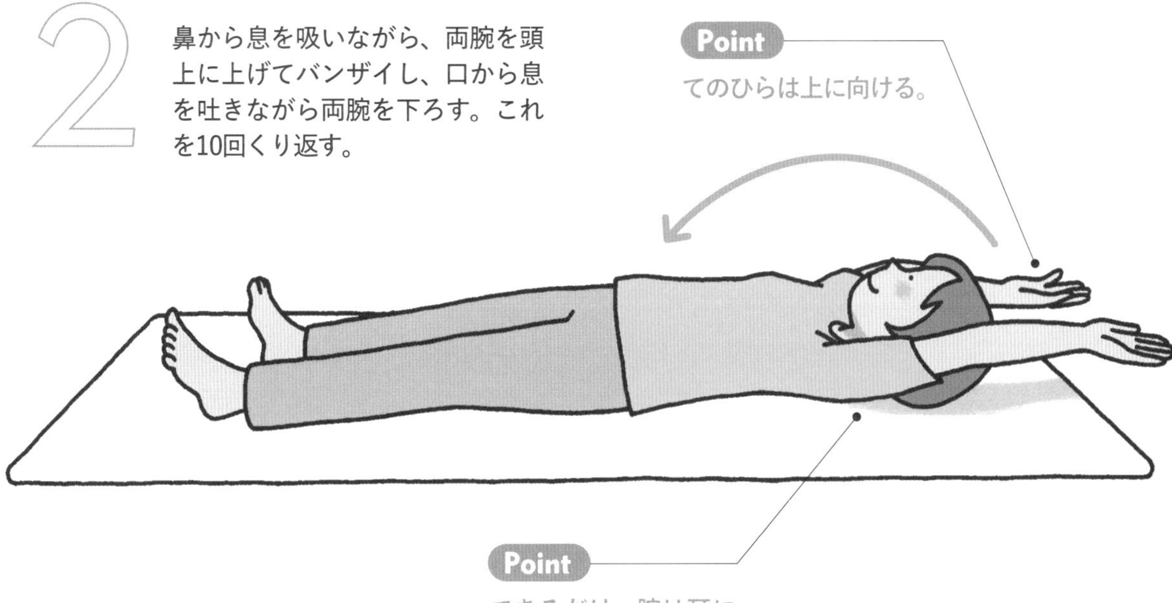

Point
てのひらは上に向ける。

Point
できるだけ、腕は耳につくように上げる。

回数の目安
10回

2 太ももとアキレス腱のストレッチ

1

あお向けに寝て、両脚を肩幅に開いてひざを立てる。両腕は体側に沿って自然に伸ばす。

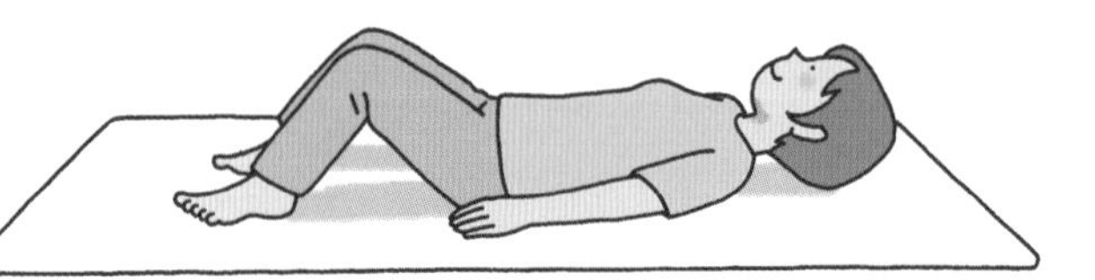

2

両手で片方の脚のもも裏、またはひざ裏を持ち、口から息を吐きながら、胸に引き寄せる。自然な呼吸をしながら、15秒キープする。

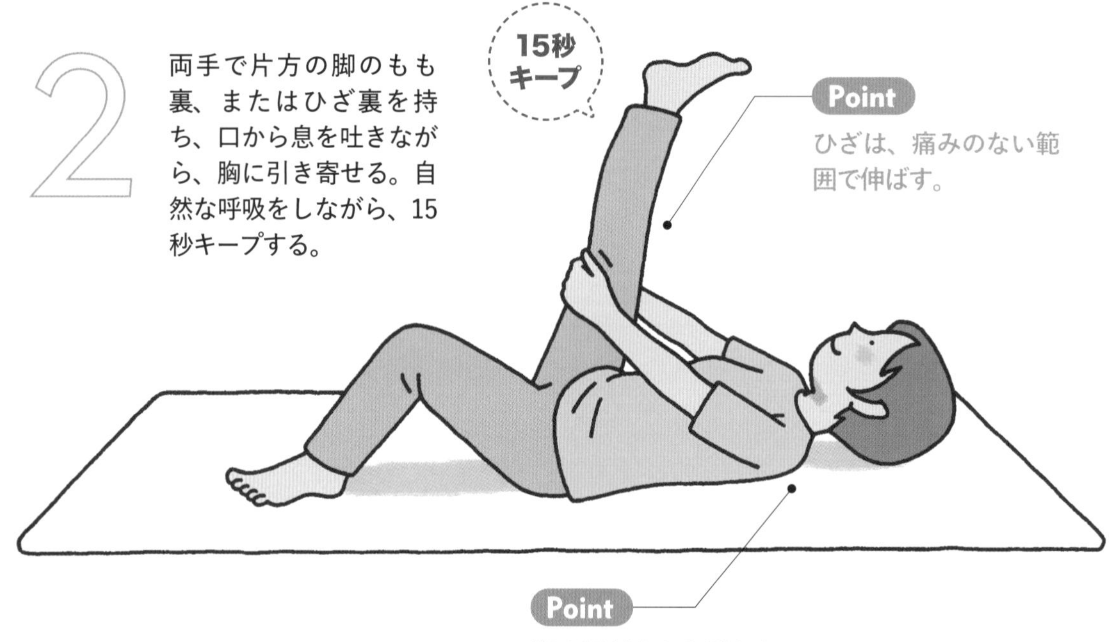

Point
ひざは、痛みのない範囲で伸ばす。

Point
頭や肩が床から浮かないようにする。

3

1の姿勢に戻る。反対側も同様に行う。これを1セットとし、2〜3セットくり返す。

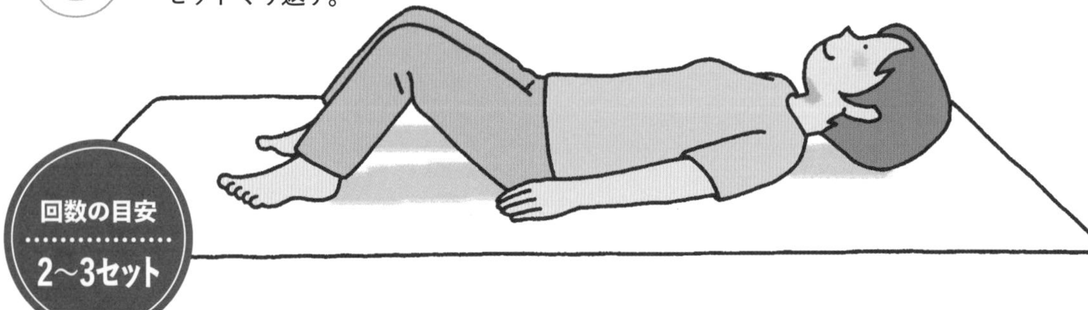

回数の目安
2〜3セット

3 太ももの内側のストレッチ

1

あお向けに寝て、ひざを立てる。両手はおなかの上で組む。

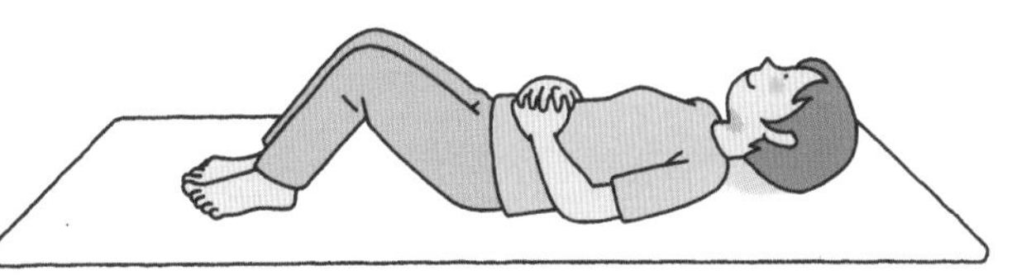

2

口から息を吐きながら、片側のひざを外側に倒す。自然な呼吸をしながら、15秒キープする。

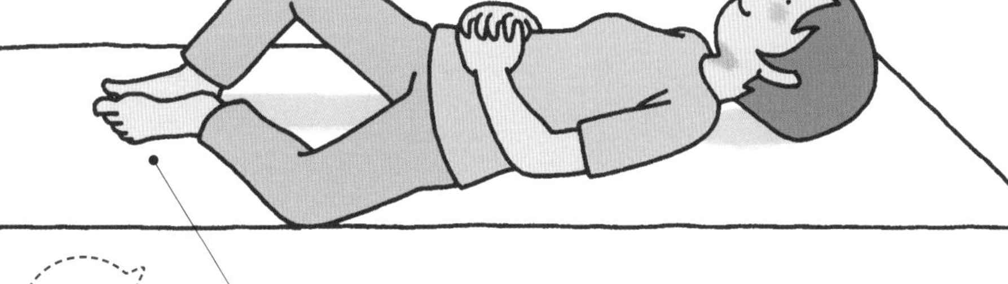

Point
立てたほうの脚は、動かないように固定する。

15秒キープ

Point
倒した足裏が、もう片側の足から離れないようにする。

3

1の姿勢に戻る。反対側も同様に行う。これを1セットとし、5セットくり返す。

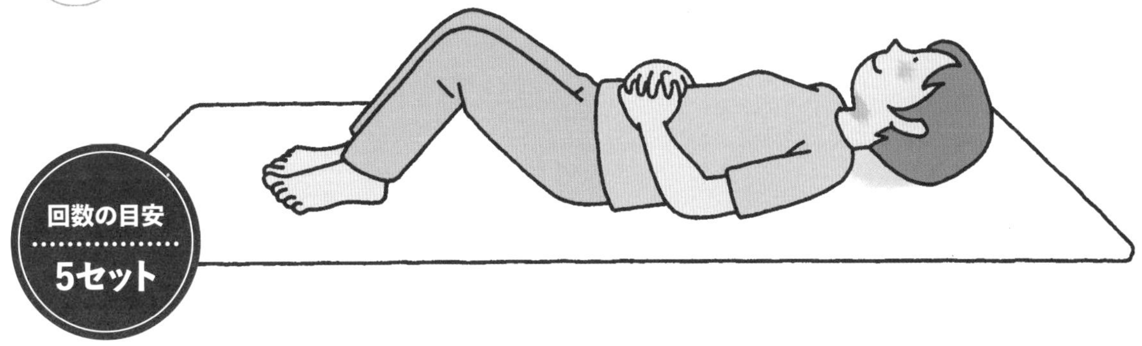

回数の目安
5セット

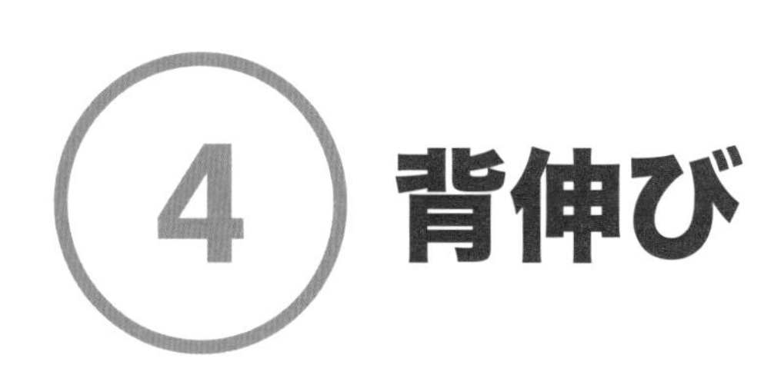

4 背伸び

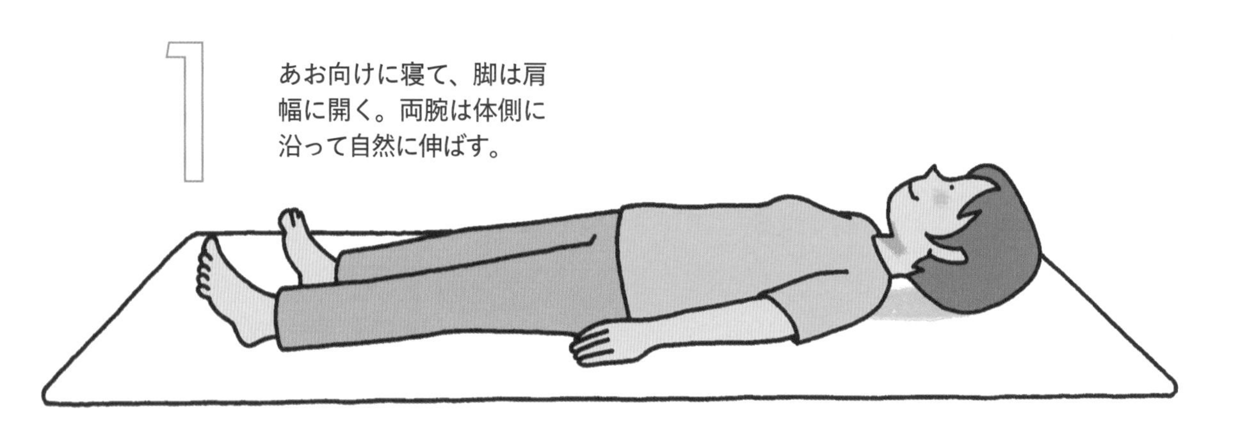

1 あお向けに寝て、脚は肩幅に開く。両腕は体側に沿って自然に伸ばす。

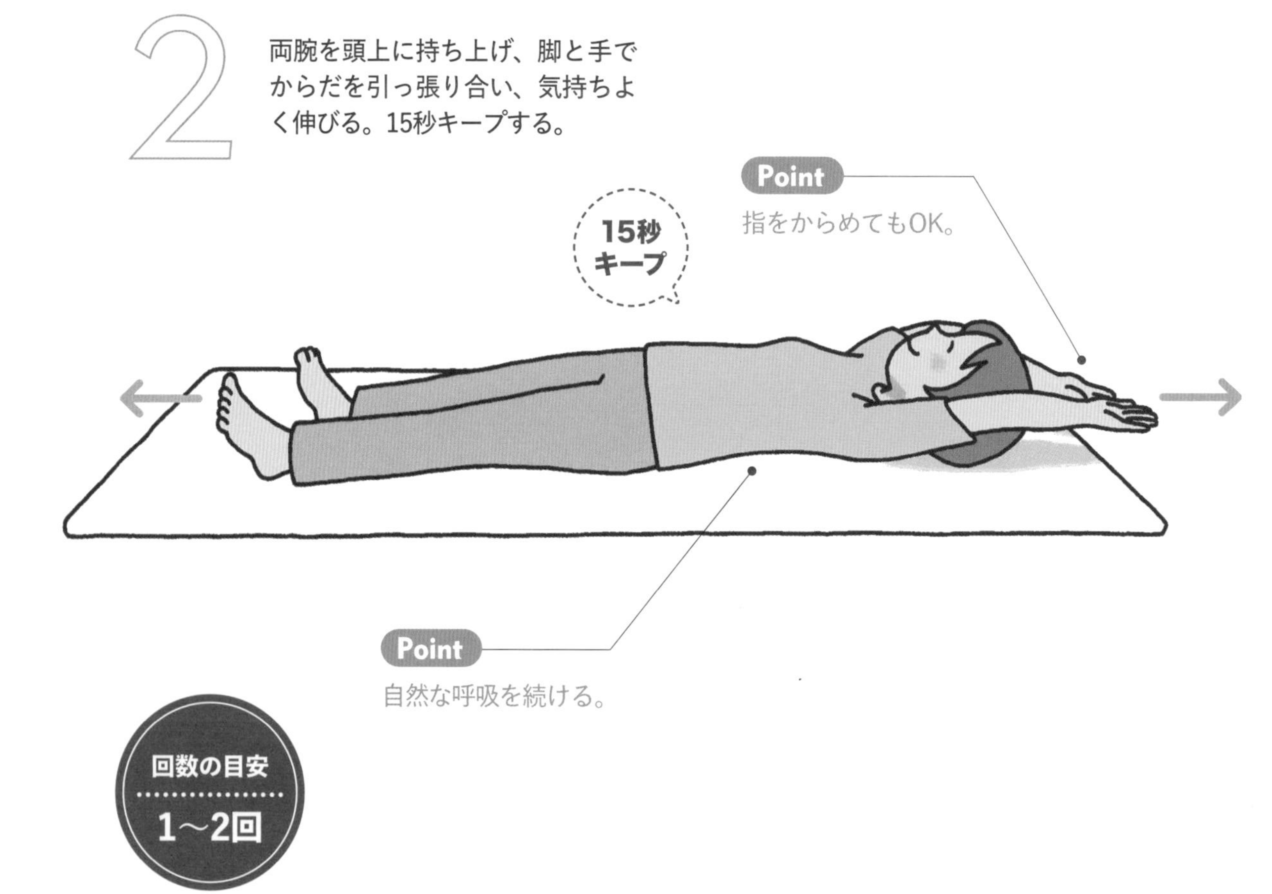

2 両腕を頭上に持ち上げ、脚と手でからだを引っ張り合い、気持ちよく伸びる。15秒キープする。

Point
指をからめてもOK。

Point
自然な呼吸を続ける。

回数の目安
1〜2回

第6章

腎臓にやさしい生活習慣

生活習慣を正すことは、腎機能によい影響を与えるのはもちろん、治療を長く続けるうえでも大切です。まずは、体重測定・血圧測定を習慣化することから始めましょう。

タバコは「百害あって一利なし」。きっぱり、すっきりやめよう

喫煙者は、人工透析になる可能性が高くなる 禁煙すると、死亡率は大幅にダウン

慢性腎臓病の治療のためとはいえ、愛煙家にとって大好きなタバコをやめるのはとても辛いことだと思います。しかし残念ながら、**治療をするうえで、禁煙は必須。**なぜなら、ニコチンなどのタバコに含まれる有害物質には、血管を収縮させて傷つける作用があり、これが腎臓に大きなダメージを与えるからです。これは同時に、腎臓病の原因となる高血圧や糖尿病のリスクにもなります。

また、慢性腎臓病は、心臓病や動脈硬化といった合併症を起こしやすく、喫煙するとそのリスクが上がります。さらに、1日20本以上のタバコを吸っている場合、将来的に人工透析などの治療が必要になる可能性は、吸わない人の数倍も高くなるという研究報告もあります。反対に、禁煙することで死亡率を30～40%下げるという報告もあります。気持ちがリフレッシュするなど、タバコにはメリットがあるという人もいますが、デメリットのほうがはるかに大きいのです。

タバコをやめられないと、せっかくの努力も帳消しになる

重ねて言えば、慢性腎臓病の治療のために、どんなに食事療法や運動療法を頑張ったとしても、禁煙はその努力を帳消しにしても足りないほどの悪影響があります。これは、加熱式タバコ（電子タバコ）でも同じです。

少し強い言い方にはなりますが、慢性腎臓病の罹患者にとってタバコは、「百害あって一利なし」ということを肝に銘じてください。

喫煙のリスク

全身の血管を収縮させ、血管を傷つける。

高血圧になり、動脈硬化のリスクが高まる。

血糖値が下がりにくくなる。

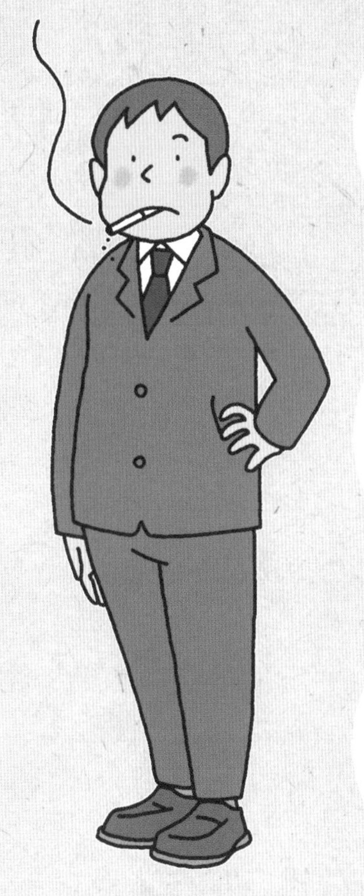

心筋梗塞、脳梗塞といった脳心血管病(p.53)の大きなリスクになる。

咽頭(いんとう)がん、肺がんなど、がんのリスクが高まる。

副流煙により、まわりの人の健康に害を与える。

本数を減らす「節煙」は、残念ながら意味はありません。

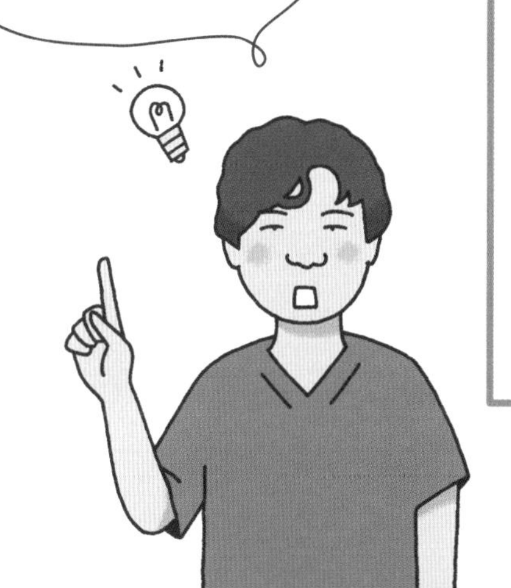

アドバイス

喫煙が難しい場合は、禁煙外来を受診する選択も

愛煙家の多くは、ニコチン依存症になっている可能性があります。その場合、どんなにやめたいという気持ちがあっても、タバコをやめるのは難しくなります。

禁煙に失敗すると、マイナスの経験となり、腎臓病の治療そのものへの意欲も失いがちです。なかなかやめられない場合は、速やかに禁煙外来を受診するようにしましょう。

体重測定、血圧測定を習慣に。記録して可視化しよう

体重と血圧は、毎日測定することが、自分でできる治療の第一歩

糖尿病や高血圧、脂質異常症といった生活習慣病は、慢性腎臓病を引き起こす大きな要因になります。そして、生活習慣病を引き起こす原因のひとつが肥満。体に脂肪がたまると、血糖値や血圧を下げるメカニズムに障害が出ます。

肥満の定義は、ＢＭＩが25以上。ＢＭＩは体重と身長から導き出されます。変動するのは体重ですから、体重測定を習慣にし、肥満になっていないかを常にチェックしましょう。毎日決まった時間に測るのがポイントです。

体重測定とともに習慣にしたいのが、血圧測定です。腎機能の低下を遅らせるためには、血圧をコントロールする必要があるからです。朝と晩、１日２回、毎日同じタイミングで測定しましょう。目標値は家庭で測った場合、１３５／８５㎜Ｈg以下、尿タンパクや糖尿病がある人は１２５／７５㎜Ｈg以下。説明書に従い、正しく測ることが重要です。

測定結果を記録して可視化することでモチベーションもアップ

測定した体重と血圧の数値は記録し、できればグラフにして可視化しましょう。目標値に達しているかが一目瞭然。目標に達していれば、食事療法や運動療法などの治療がうまくいっている証。確実にモチベーションが上がるはずです。

また、体重や血圧値が目標に達していない場合は、治療方法や生活習慣を見直す必要があります。特に食事療法がキーになりますので、今一度、摂取量などをチェックしてみましょう。食べたものを毎

日記録しておくのもいいですね。

食事内容や生活習慣に問題がない場合は、医師や管理栄養士といった医療チームに相談してみましょう。その際、記録を提示すれば、医師や管理栄養士も現状を把握しやすくなります。

体重や血圧は、体調とも密接に関係し、季節による変化もあります。自覚してない不調を知るサインにもなり、また、自分自身の体調の波を知ることもできます。体重と血圧の測定は、ぜひ、習慣化するようにしましょう。

体重と血圧は、毎日決まった時間に測定しよう

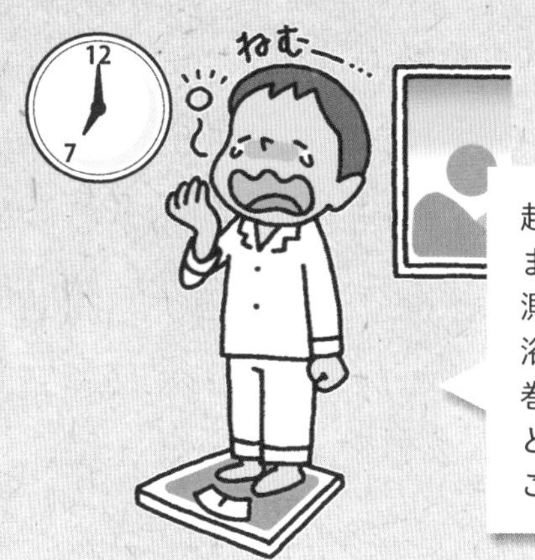

起床後、トイレを済ませたらパジャマで測る、あるいは、入浴後、バスタオルを巻いた姿で測るなど、同じ条件で測ることが大切です。

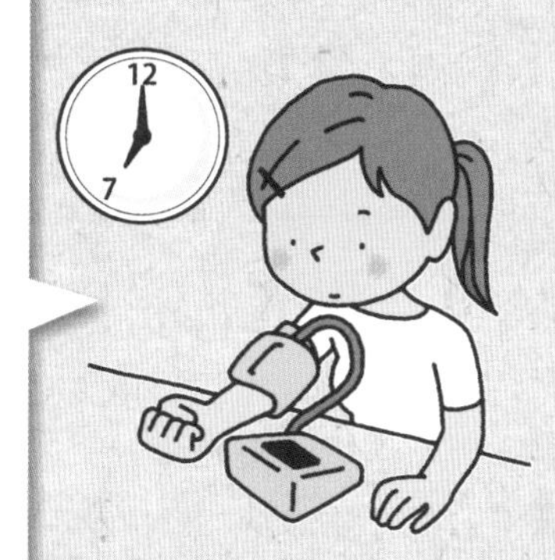

1日2回、朝晩の決まった時間に測定します。朝は起床後1時間以内、朝食前に座った姿勢で測ります。夜は、飲酒・夕食・入浴の直後は避け、就寝前に座った姿勢で測ります。なお、血圧は、緊張すると上がる傾向があるので、リラックスして測ることも大切です。

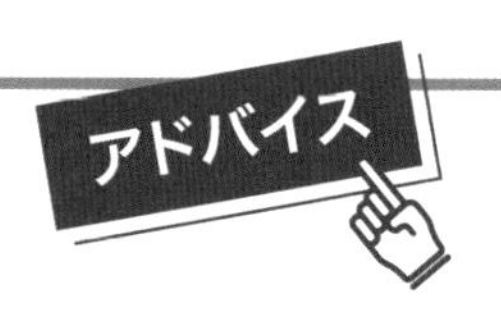

血圧計は「上腕式」を選ぼう

血圧計には、上腕部で測定する「上腕式」と、手首で測定する「手首式」の2種類があります。家庭で測定しても、比較的誤差の少ない、「上腕式」を選びましょう。ただし、旅行などに出かけるときは、コンパクトな「手首式」を携帯してもいいでしょう。

アルコールはリスクを考えて適量を守る

慢性腎臓病に対する アルコールの影響は未知数

「酒は百薬の長」ということわざがあるように、昔から適度なお酒はどんな良薬にも勝る効果があるとも考えられてきました。また、厚生労働省のe-ヘルスネットによれば、アルコールには善玉コレステロールといわれるＨＤＬコレステロールを増やす、血糖値を下げる、循環器系疾患の予防になるなどの作用があるとされています。

　しかし近年、アルコールは、たとえ1杯でも健康にとって悪影響を及ぼすこともわかってきました。特にがんになるリスクが上がるといわれています。

　慢性腎臓病を治療中の患者さんにとって、お酒がいいのか悪いのかは、実はまだはっきりとはわかっていないことが多々あります。アルコールは、腎臓をいたわりながら、適量をとるようにしましょう。

飲みすぎはNG。 また、おつまみの塩分やエネルギーも要注意

　では、「適度な量」とはどのくらいでしょう。厚生労働省が推進している国民健康づくり運動「健康日本21」によると、「節度ある適度な飲酒量」は、平均純アルコールで1日約20g程度とされています。一般に、女性のほうがアルコールの分解速度が遅く、肝機能障害を起こしやすいと考えられているので、女性の場合は20gの2分の1〜3分の1程度になります。アルコールの耐性には個人差があるので、これはあくまで目安です。

　一方、平成25年から開始された「健康日本21（第二次）」では、「生活習慣病のリスクを高める飲酒量」を、1日当たりの純アルコール摂取量が男性40

g以上、女性20g以上と定義されています。生活習慣病は慢性腎臓病の原因になりますから、健康のためにも、腎機能の低下を防ぐ意味でも飲みすぎはNGです。また、適度な量であっても、習慣にするのは避けたほうがいいでしょう。

なお、お酒のおつまみは、塩分やエネルギー過多になりがちです。お酒の量だけでなく、おつまみが食事療法の基準に沿っているか、意識することも大切です。

純アルコール約20gに
相当するお酒の量
●ビール(5%)
ロング缶1本(500mℓ)
●日本酒
1合(180mℓ)
BEER
●ワイングラス
2杯弱(200mℓ)
●ウイスキー
ダブル1杯(60mℓ)
●焼酎(25度)
グラス½杯(100mℓ)

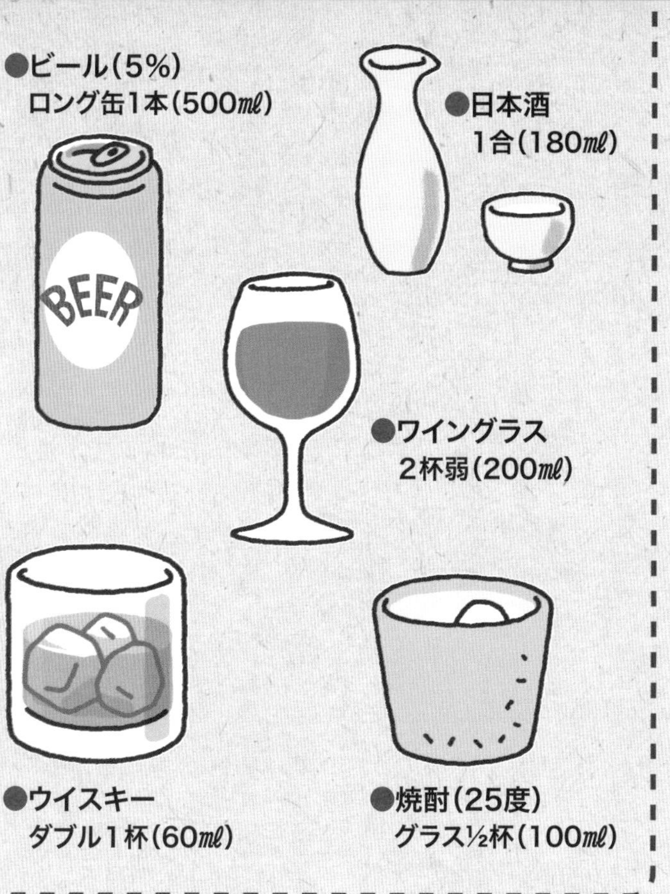

おつまみは、食塩やタンパク質が多くなりがちです。おひたしや酢のもの、枝豆、冷奴など、植物性の食材を使った料理を適量とるように心がけるといいですね。

毎日、なんとなく飲む、飲んだらすぐ寝るといった習慣は、やめるようにしましょう。

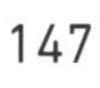

1日30分程度のウォーキングを習慣にしよう

慢性腎臓病の運動療法として有酸素運動が効果的

第5章でも述べましたが、慢性腎臓病の運動療法として効果的なのが有酸素運動です。

有酸素運動とは、「筋肉を動かすときに酸素を必要とする運動」のこと。軽～中程度の負荷をかけて継続的に行います。

有酸素運動は、酸素とともに体内の糖質や脂質をエネルギー源として使うため、脂肪燃焼、血行改善、高血圧対策など、生活習慣病の予防・改善などの効果が期待できるといわれています。つまり、腎機能を守る運動として最適なのです。

ちなみに、酸素を使わずに筋肉を動かす運動を無酸素運動といい、短距離走や重量挙げなどが該当します。

おすすめの有酸素運動はウォーキング

有酸素運動には水泳、マラソン、ジョギング、ウォーキング、サイクリングなどいろいろありますが、おすすめはウォーキング。手軽に始められるうえ、体に大きな負荷がかかりません。正しいフォームを意識すれば、さらに効果が上がります。

目標は、まずは1日5000歩。習慣になったら1000歩ずつ増やしていき、最終的には8000歩を目指しましょう。

外出時はできるだけ階段を使う、バス停1つ分を歩く、少し遠いスーパーに行くなど、ちょっとした工夫で歩数も歩く時間も増やすことができます。

自然豊かな環境に限らず、歩くのは気持ちがいいもの。おなじみの街並みでも新たな発見があり、意外とワクワクするものです。サルコペニアやフレイルの予防にもなりますので、ぜひ、習慣にしましょう。スポーツジムに通っている人なら水中歩行、水泳が得意な人なら水泳もおすすめです。

ウォーキングのフォーム
あごは軽く引く
背筋は伸ばす
1日8,000歩を目標に。
週に3〜5回を目安に。
こぶしは軽く握り、腕を前後に大きくふる
歩幅はやや広く
つま先で地面をけり、かかとから着地する
【注意】
＊事前に医師に相談してから行う。
＊歩いている途中に体調不良を感じたら、すぐにやめて、医師に相談する。
＊こまめに水分補給する。
＊暑い日や寒い日は、体調の変化などに特に気をつける。

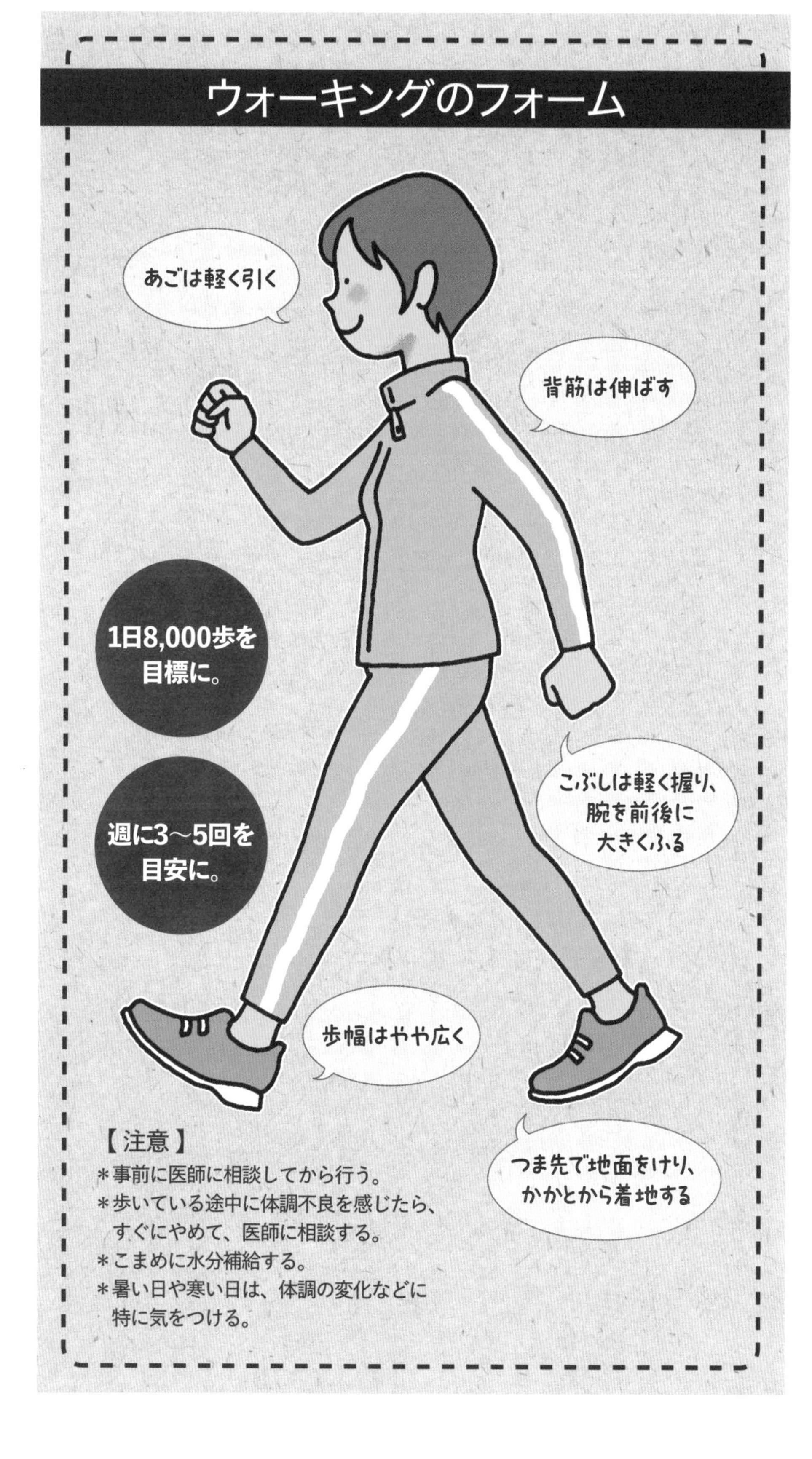

質のいい睡眠で病気予防を！

慢性的な睡眠不足は腎臓の大きなダメージになる

睡眠障害は高血圧、糖尿病の要因となることがわかってきています。また、睡眠時間が6時間未満の人は、6時間以上の人と比べ、高血圧、糖尿のリスクが数倍に跳ね上がるという報告もあります。さらに、睡眠時間が少ないと、肥満になりやすい傾向があります。

高血圧、糖尿病、肥満は腎機能低下の大きなリスクですから、当然、**睡眠不足は腎臓病に悪影響を与える**ことになります。

睡眠と高血圧、糖尿病、肥満は、深い関係がある

なぜ、睡眠と高血圧、糖尿病、肥満は関係するのでしょう。

まず、血圧ですが、血圧がもっとも低くなるのは、副交感神経が優位になっている睡眠中。夜眠らず、**交感神経が優位の状態が続くと、血圧が下がりにくく、高血圧になりやすくなります。**

続いて、糖尿病です。**睡眠中はエネルギー代謝に関わるホルモンが分泌されます。**睡眠不足や睡眠が浅い状態だとこのホルモンが十分に分泌されず、高血糖が起こりやすくなります。その結果、糖尿病のリスクが高まるのです。また、睡眠不足が食欲増進につながり、肥満のリスクも高くなります。

なお、高血圧の薬を服用しても血圧が下がらない場合や、激しいいびきがある、急にいびきが止まることがある、昼間強烈な眠気があるなどの場合は、睡眠時無呼吸症候群の可能性があります。医師に相談するようにしましょう。

合併症対策や健康寿命をのばすために、口腔ケアを行おう

歯周病の原因菌が全身の血管を傷める可能性がある

歯周病とは、細菌に感染することによって引き起こされる炎症性疾患。歯ぐき（歯肉）がやせて、進行すると歯を支える骨が溶けてしまう病気です。細菌は口腔内に棲んでいて、種類は400〜700種類ともいわれています。歯磨きのケアを怠ると細菌が増殖し、虫歯の原因にもなります。

調査によると、慢性腎臓病の患者さんは、健康体の人に比べて歯周病にかかっている割合が多いことがわかっています。

歯周病と慢性腎臓病との関係は解明中ですが、ジンジバリス菌といった歯周病の原因菌や、発生する毒素、さらには炎症症状を引き起こす原因物質であるサイトカインが血管に侵入して体中をめぐり、全身の血管を傷める可能性が指摘されています。つまり、慢性腎臓病に限らず、慢性腎臓病の要因となる動脈硬化や糖尿病への悪影響も考えられるのです。

歯磨きの習慣を徹底し必要に応じて歯科的治療を

それだけではありません。近年、歯周病と認知症との関係も、解明されつつあります。

また、高齢者の肺炎の中でもっとも多い誤嚥性肺炎も、口腔内の細菌が原因になることが多いです。誤嚥性肺炎は、誤嚥した食材とともに細菌が肺に入ることで発症し、死に至ることもあります。

慢性腎臓病の対策はもとより、合併症対策、健康寿命をのばすためにも、口腔内の衛生管理はとても重要。歯磨きの習慣をつけ、必要に応じて歯科的治療を行いましょう。

主な食品・食材の栄養成分一覧

ここでは、日常でよく口にする食品・食材の栄養成分を紹介します。
ぜひ参考にしてください。

＊『日本食品標準成分表 2020年（八訂）』から引用しています。
＊食品可食部100gあたりのエネルギー、タンパク質、カリウム、リン、食塩相当量の数値を示しています。
＊可食部とは、皮、芯、骨などを除いた食べる部分のことです。
＊エネルギー、カリウム、リンは小数点第一位を、タンパク質、食塩相当量は小数点第二位を四捨五入してあります。
＊タンパク質は「アミノ酸組成によるタンパク質」の値を引用しています。
＊（　）は推定値です（諸外国の食品成分表等の文献、原材料配合割合レシピ、類似食品等をもとに推計した場合）。

実際に使う分量の計算法

実際に使う分量の数値（重量あたりの成分値）は、次のように計算します。

豚ロース肉

エネルギー248kcal　100g

タンパク質	カリウム	リン	食塩相当量
17.2g	310mg	180mg	0.1g

重量あたりの成分値＝
成分表の値×（重量（g）÷100）

＊重量70の場合は、70÷100＝0.7を
100gあたりの値にかけます。

例　重量70gの豚ロース肉の場合

エネルギー

248×0.7＝173.6 ➡ 174kcal

タンパク質

17.2×0.7＝12.04g ➡ 12.0g

カリウム

310×0.7＝217 ➡ 217mg

リン

180×0.7＝126 ➡ 126mg

食塩相当量

0.1×0.7＝0.07 ➡ 0.1g

主な食品・食材の栄養成分一覧

穀類／肉類、肉加工品

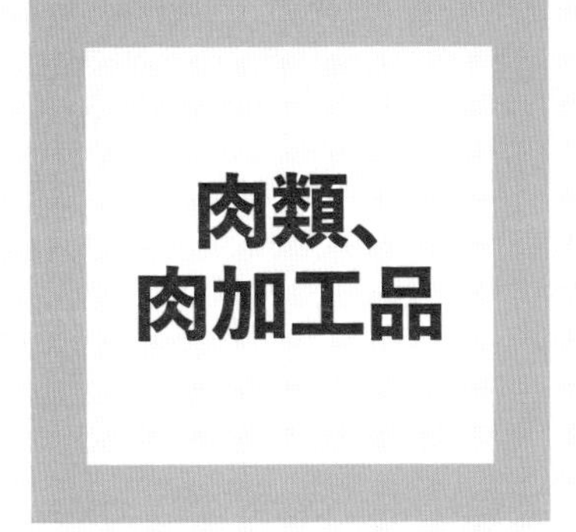

肉類、肉加工品

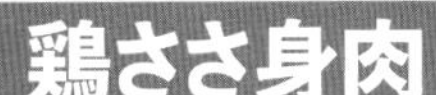

鶏ささ身肉

100g

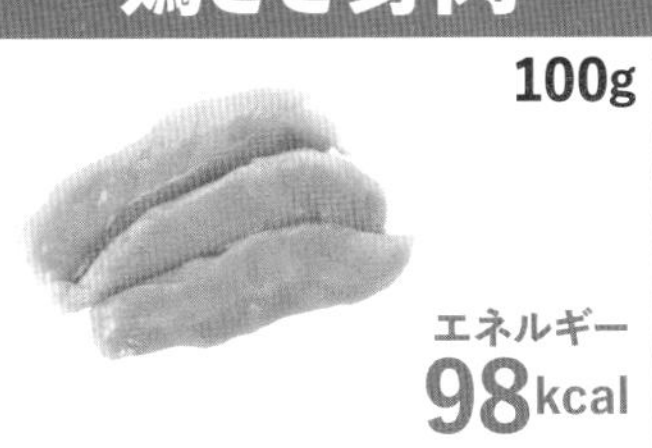

エネルギー 98kcal

タンパク質	カリウム	リン	食塩相当量
19.7g	410mg	240mg	0.1g

鶏もも肉（皮つき）

エネルギー 190kcal　100g

タンパク質	カリウム	リン	食塩相当量
17.0g	290mg	170mg	0.2g

鶏もも肉（皮なし）

エネルギー 113kcal　100g

タンパク質	カリウム	リン	食塩相当量
16.3g	320mg	190mg	0.2g

鶏むね肉（皮つき）

エネルギー 133kcal　100g

タンパク質	カリウム	リン	食塩相当量
17.3g	340mg	200mg	0.1g

鶏むね肉（皮なし）

エネルギー 105kcal　100g

タンパク質	カリウム	リン	食塩相当量
19.2g	370mg	220mg	0.1g

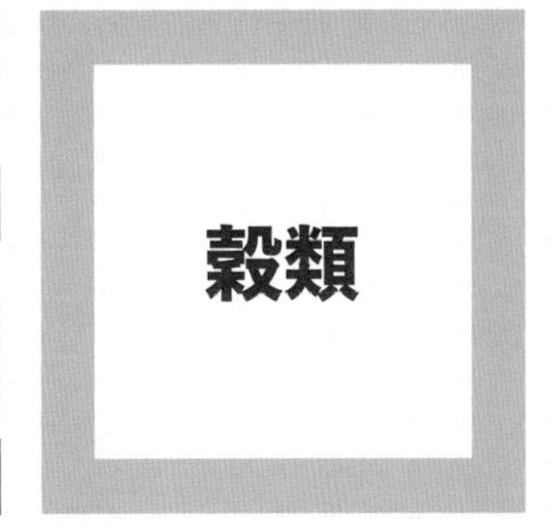

穀類

ロールパン

エネルギー 309kcal　100g

タンパク質	カリウム	リン	食塩相当量
8.5g	110mg	97mg	1.2g

クロワッサン

エネルギー 406kcal　100g

タンパク質	カリウム	リン	食塩相当量
(5.9)g	(110)mg	(65)mg	(1.4)g

フランスパン

エネルギー 289kcal　100g

タンパク質	カリウム	リン	食塩相当量
8.6g	110mg	72mg	1.6g

イングリッシュマフィン

エネルギー 224kcal　100g

タンパク質	カリウム	リン	食塩相当量
(7.4)g	84mg	96mg	1.2g

ゆでうどん

エネルギー 95kcal　100g

タンパク質	カリウム	リン	食塩相当量
2.3g	9mg	18mg	0.3g

そうめん・ひやむぎ（乾めん）

エネルギー 333kcal　100g

タンパク質	カリウム	リン	食塩相当量
8.8g	120mg	70mg	3.8g

蒸し中華めん

エネルギー 162kcal　100g

タンパク質	カリウム	リン	食塩相当量
4.7g	80mg	40mg	0.3g

スパゲッティ（乾めん）

エネルギー 347kcal　100g

タンパク質	カリウム	リン	食塩相当量
12.0g	200mg	130mg	0g

白米ごはん

100g

エネルギー 156kcal

タンパク質	カリウム	リン	食塩相当量
2.0g	29mg	34mg	0g

赤飯

エネルギー 186kcal　100g

タンパク質	カリウム	リン	食塩相当量
(3.6)g	71mg	34mg	0g

もち

エネルギー 223kcal　100g

タンパク質	カリウム	リン	食塩相当量
3.6g	32mg	22mg	0g

食パン（角形）

100g

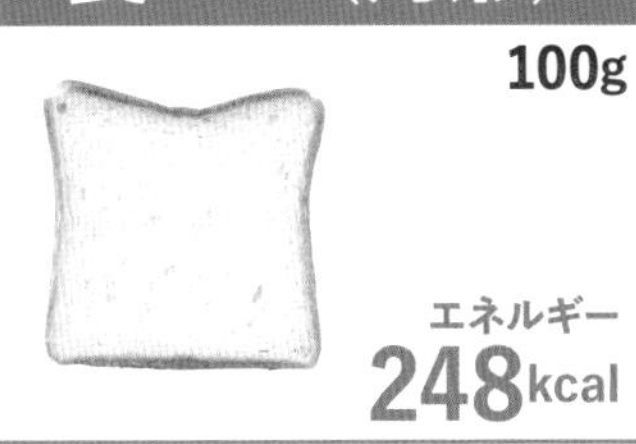

エネルギー 248kcal

タンパク質	カリウム	リン	食塩相当量
7.4g	86mg	67mg	1.2g

まいわし
エネルギー156kcal　100g

タンパク質	カリウム	リン	食塩相当量
16.4g	270mg	230mg	0.2g

生さけ
エネルギー124kcal　100g

タンパク質	カリウム	リン	食塩相当量
18.9g	350mg	240mg	0.2g

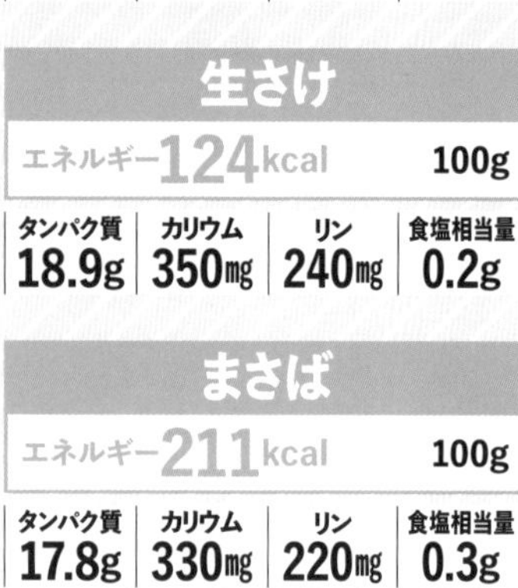

まさば
エネルギー211kcal　100g

タンパク質	カリウム	リン	食塩相当量
17.8g	330mg	220mg	0.3g

さんま
エネルギー287kcal　100g

タンパク質	カリウム	リン	食塩相当量
16.3g	200mg	180mg	0.4g

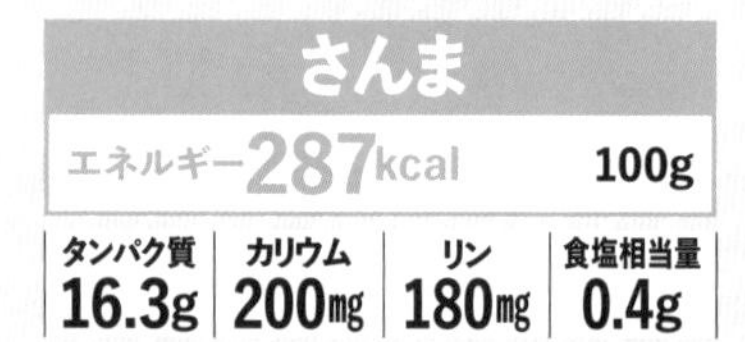

まだい
エネルギー160kcal　100g

タンパク質	カリウム	リン	食塩相当量
18.1g	450mg	240mg	0.1g

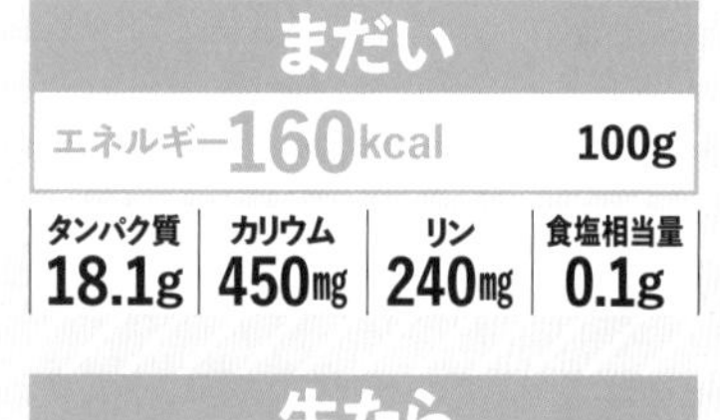

生たら
エネルギー72kcal　100g

タンパク質	カリウム	リン	食塩相当量
14.2g	350mg	230mg	0.3g

ぶり
エネルギー222kcal　100g

タンパク質	カリウム	リン	食塩相当量
18.6g	380mg	130mg	0.1g

まぐろ（赤身）
エネルギー115kcal　100g

タンパク質	カリウム	リン	食塩相当量
21.9g	440mg	270mg	0.1g

ボンレスハム
エネルギー115kcal　100g

タンパク質	カリウム	リン	食塩相当量
15.8g	260mg	340mg	2.8g

ロースハム
エネルギー211kcal　100g

タンパク質	カリウム	リン	食塩相当量
16.0g	290mg	280mg	2.3g

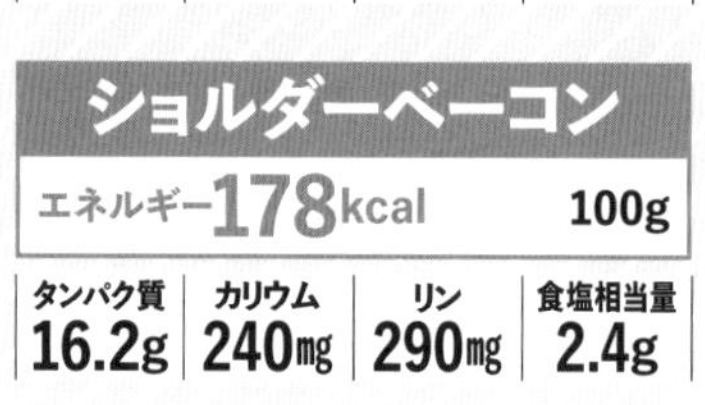

ショルダーベーコン
エネルギー178kcal　100g

タンパク質	カリウム	リン	食塩相当量
16.2g	240mg	290mg	2.4g

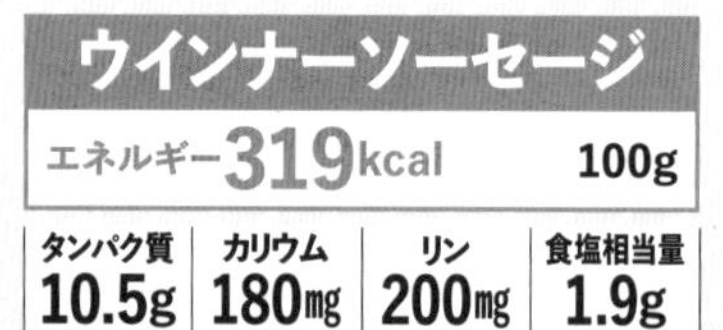

ウインナーソーセージ
エネルギー319kcal　100g

タンパク質	カリウム	リン	食塩相当量
10.5g	180mg	200mg	1.9g

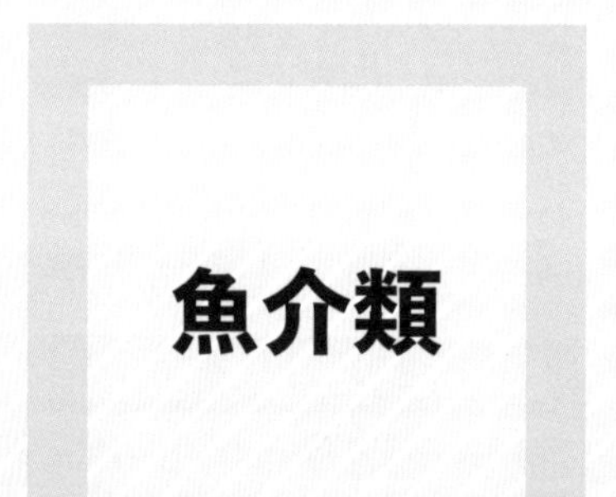

魚介類

まあじ
100g

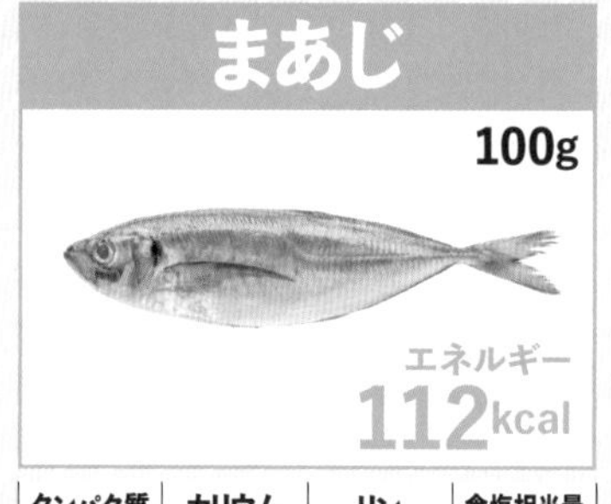

エネルギー112kcal

タンパク質	カリウム	リン	食塩相当量
16.8g	360mg	230mg	0.3g

豚バラ肉
100g

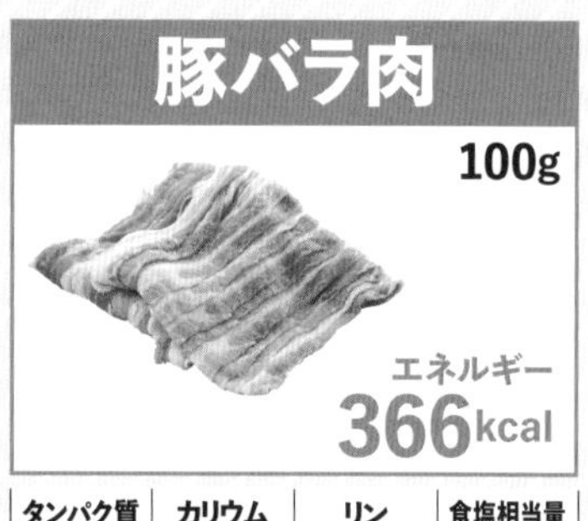

エネルギー366kcal

タンパク質	カリウム	リン	食塩相当量
12.8g	240mg	130mg	0.1g

豚もも肉
エネルギー138kcal　100g

タンパク質	カリウム	リン	食塩相当量
18.0g	360mg	210mg	0.1g

豚ロース肉
エネルギー248kcal　100g

タンパク質	カリウム	リン	食塩相当量
17.2g	310mg	180mg	0.1g

豚ひき肉
エネルギー209kcal　100g

タンパク質	カリウム	リン	食塩相当量
15.9g	290mg	120mg	0.1g

豚ヒレ肉
エネルギー118kcal　100g

タンパク質	カリウム	リン	食塩相当量
18.5g	430mg	230mg	0.1g

牛もも肉
エネルギー169kcal　100g

タンパク質	カリウム	リン	食塩相当量
17.1g	340mg	190mg	0.1g

牛かたロース肉
エネルギー295kcal　100g

タンパク質	カリウム	リン	食塩相当量
(13.7)g	260mg	140mg	0.1g

主な食品・食材の栄養成分一覧

肉類、肉加工品／魚介類／大豆加工品／牛乳、乳製品／卵

プレーンヨーグルト
エネルギー56kcal　100g

タンパク質	カリウム	リン	食塩相当量
3.3g	170mg	100mg	0.1g

厚揚げ（生揚げ）
エネルギー143kcal　100g

タンパク質	カリウム	リン	食塩相当量
10.3g	120mg	150mg	0g

するめいか（生）
エネルギー76kcal　100g

タンパク質	カリウム	リン	食塩相当量
(13.4)g	300mg	250mg	0.5g

プロセスチーズ
エネルギー313kcal　100g

タンパク質	カリウム	リン	食塩相当量
21.6g	60mg	730mg	2.8g

油揚げ（生）
エネルギー377kcal　100g

タンパク質	カリウム	リン	食塩相当量
23.0g	86mg	350mg	0g

まだこ（ゆで）
エネルギー91kcal　100g

タンパク質	カリウム	リン	食塩相当量
(15.4)g	240mg	120mg	0.6g

カマンベールチーズ
エネルギー291kcal　100g

タンパク質	カリウム	リン	食塩相当量
17.7g	120mg	330mg	2.0g

納豆
エネルギー190kcal　100g

タンパク質	カリウム	リン	食塩相当量
14.5g	660mg	190mg	0g

大豆加工品

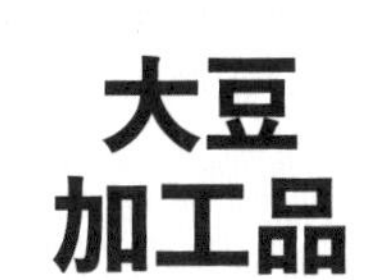

カッテージチーズ
エネルギー99kcal　100g

タンパク質	カリウム	リン	食塩相当量
13.2g	50mg	130mg	1.0g

豆乳
エネルギー44kcal　100g

タンパク質	カリウム	リン	食塩相当量
3.4g	190mg	49mg	0g

卵

牛乳、乳製品

木綿豆腐
100g

エネルギー73kcal

タンパク質	カリウム	リン	食塩相当量
6.7g	110mg	88mg	0g

鶏卵
エネルギー142kcal　100g

タンパク質	カリウム	リン	食塩相当量
11.3g	130mg	170mg	0.4g

牛乳
100g

エネルギー61kcal

タンパク質	カリウム	リン	食塩相当量
3.0g	150mg	93mg	0.1g

絹ごし豆腐
エネルギー56kcal　100g

タンパク質	カリウム	リン	食塩相当量
5.3g	150mg	68mg	0g

うずら卵
エネルギー157kcal　100g

タンパク質	カリウム	リン	食塩相当量
11.4g	150mg	220mg	0.3g

焼き豆腐
エネルギー82kcal　100g

タンパク質	カリウム	リン	食塩相当量
7.8g	90mg	110mg	0g

野菜、いも、きのこ

大根（根・皮なし）
エネルギー15kcal　100g

タンパク質	カリウム	リン	食塩相当量
0.3g	230mg	17mg	0g

きゅうり
エネルギー13kcal　100g

タンパク質	カリウム	リン	食塩相当量
0.7g	200mg	36mg	0g

玉ねぎ
エネルギー33kcal　100g

タンパク質	カリウム	リン	食塩相当量
0.7g	150mg	31mg	0g

グリーンアスパラガス
エネルギー21kcal　100g

タンパク質	カリウム	リン	食塩相当量
1.8g	270mg	60mg	0g

チンゲン菜
エネルギー9kcal　100g

タンパク質	カリウム	リン	食塩相当量
0.7g	260mg	27mg	0.1g

ごぼう
エネルギー58kcal　100g

タンパク質	カリウム	リン	食塩相当量
1.1g	320mg	62mg	0g

にんじん

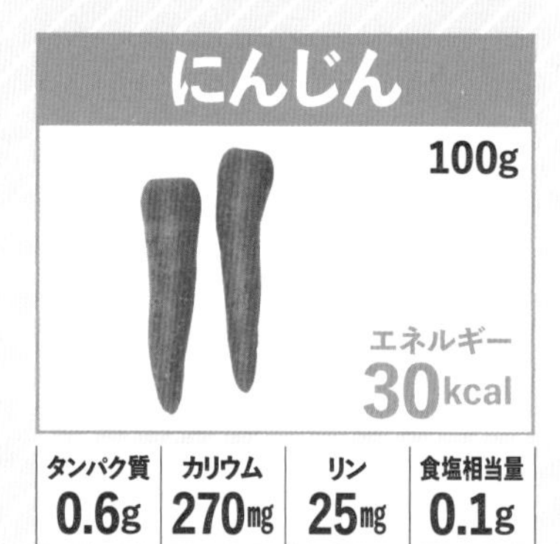

100g
エネルギー30kcal

タンパク質	カリウム	リン	食塩相当量
0.6g	270mg	25mg	0.1g

ほうれん草
エネルギー18kcal　100g

タンパク質	カリウム	リン	食塩相当量
1.7g	690mg	47mg	0g

小松菜
エネルギー13kcal　100g

タンパク質	カリウム	リン	食塩相当量
1.3g	500mg	45mg	0g

トマト
エネルギー20kcal　100g

タンパク質	カリウム	リン	食塩相当量
0.5g	210mg	26mg	0g

さやいんげん
エネルギー23kcal　100g

タンパク質	カリウム	リン	食塩相当量
1.3g	260mg	41mg	0g

オクラ
エネルギー26kcal　100g

タンパク質	カリウム	リン	食塩相当量
1.5g	260mg	58mg	0g

なす
エネルギー18kcal　100g

タンパク質	カリウム	リン	食塩相当量
0.7g	220mg	30mg	0g

春菊
エネルギー20kcal　100g

タンパク質	カリウム	リン	食塩相当量
1.9g	460mg	44mg	0.2g

かぶ（根・皮なし）
エネルギー19kcal　100g

タンパク質	カリウム	リン	食塩相当量
0.5g	250mg	25mg	0g

じゃがいも（皮なし）
100g
エネルギー59kcal

タンパク質	カリウム	リン	食塩相当量
1.3g	410mg	47mg	0g

かぼちゃ
エネルギー78kcal　100g

タンパク質	カリウム	リン	食塩相当量
1.2g	450mg	43mg	0g

カリフラワー
エネルギー28kcal　100g

タンパク質	カリウム	リン	食塩相当量
2.1g	410mg	68mg	0g

セロリ
エネルギー12kcal　100g

タンパク質	カリウム	リン	食塩相当量
0.4g	410mg	39mg	0.1g

キャベツ
エネルギー21kcal　100g

タンパク質	カリウム	リン	食塩相当量
0.9g	200mg	27mg	0g

主な食品・食材の栄養成分一覧

野菜、いも、きのこ／海藻／果物

乾燥わかめ（水戻し）

エネルギー22kcal　100g

タンパク質	カリウム	リン	食塩相当量
(1.5)g	260mg	47mg	0.7g

なめこ

エネルギー14kcal　100g

タンパク質	カリウム	リン	食塩相当量
0.7g	130mg	36mg	0g

さつまいも（皮なし）

エネルギー126kcal　100g

タンパク質	カリウム	リン	食塩相当量
1.0g	480mg	47mg	0g

昆布（乾）

エネルギー170kcal　100g

タンパク質	カリウム	リン	食塩相当量
5.1g	6100mg	180mg	6.6g

ぶなしめじ

エネルギー26kcal　100g

タンパク質	カリウム	リン	食塩相当量
1.6g	370mg	96mg	0g

さといも（皮なし）

エネルギー53kcal　100g

タンパク質	カリウム	リン	食塩相当量
1.2g	640mg	55mg	0g

あおのり

エネルギー249kcal　100g

タンパク質	カリウム	リン	食塩相当量
21.4g	2500mg	390mg	8.1g

まいたけ

エネルギー22kcal　100g

タンパク質	カリウム	リン	食塩相当量
1.2g	230mg	54mg	0g

ながいも

エネルギー64kcal　100g

タンパク質	カリウム	リン	食塩相当量
1.5g	430mg	27mg	0g

もずく（塩蔵／塩抜き）

エネルギー4kcal　100g

タンパク質	カリウム	リン	食塩相当量
0.2g	2mg	2mg	0.2g

マッシュルーム

エネルギー15kcal　100g

タンパク質	カリウム	リン	食塩相当量
1.7g	350mg	100mg	0g

こんにゃく

エネルギー5kcal　100g

タンパク質	カリウム	リン	食塩相当量
0.1g	33mg	5mg	0g

果物

海藻

しいたけ

100g

エネルギー25kcal

タンパク質	カリウム	リン	食塩相当量
2.0g	290mg	87mg	0g

いちご

100g

エネルギー31kcal

タンパク質	カリウム	リン	食塩相当量
0.7g	170mg	31mg	0g

ひじき（乾燥）

100g

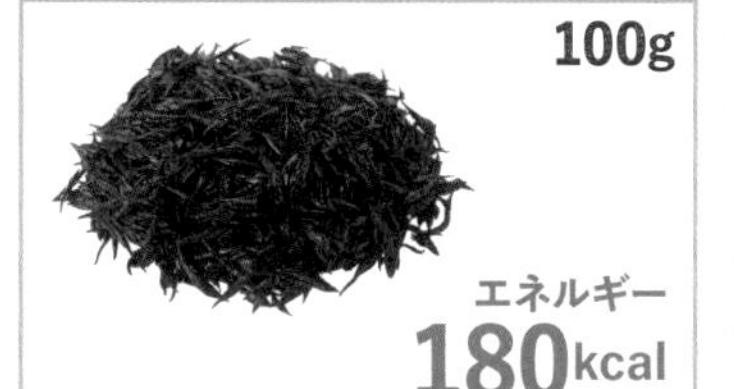

エネルギー180kcal

タンパク質	カリウム	リン	食塩相当量
7.4g	6400mg	93mg	4.7g

えのきだけ

エネルギー34kcal　100g

タンパク質	カリウム	リン	食塩相当量
1.6g	340mg	110mg	0g

エリンギ

エネルギー31kcal　100g

タンパク質	カリウム	リン	食塩相当量
1.7g	340mg	89mg	0g

キウイフルーツ

100g

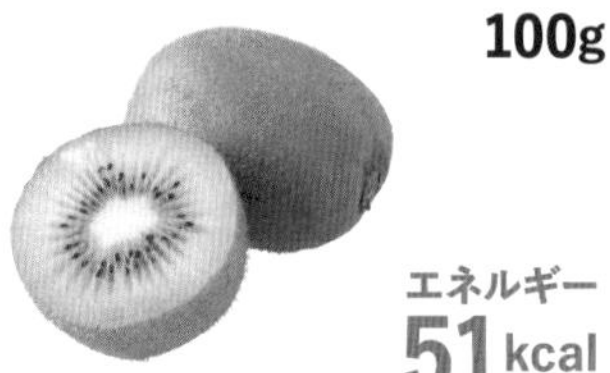

エネルギー 51kcal

タンパク質	カリウム	リン	食塩相当量
0.8g	300mg	30mg	0g

アボカド

エネルギー 176kcal　100g

タンパク質	カリウム	リン	食塩相当量
1.6g	590mg	52mg	0g

オレンジ

エネルギー 48kcal　100g

タンパク質	カリウム	リン	食塩相当量
0.5g	180mg	22mg	0g

グレープフルーツ

エネルギー 40kcal　100g

タンパク質	カリウム	リン	食塩相当量
0.5g	140mg	17mg	0g

すいか

エネルギー 41kcal　100g

タンパク質	カリウム	リン	食塩相当量
0.3g	120mg	8mg	0g

バナナ

エネルギー 93kcal　100g

タンパク質	カリウム	リン	食塩相当量
0.7g	360mg	27mg	0g

みかん

エネルギー 49kcal　100g

タンパク質	カリウム	リン	食塩相当量
0.4g	150mg	15mg	0g

メロン

エネルギー 40kcal　100g

タンパク質	カリウム	リン	食塩相当量
(0.7)g	340mg	21mg	0g

もも

エネルギー 38kcal　100g

タンパク質	カリウム	リン	食塩相当量
0.4g	180mg	18mg	0g

りんご

エネルギー 53kcal　100g

タンパク質	カリウム	リン	食塩相当量
0.1g	120mg	12mg	0g

レモン

エネルギー 43kcal　100g

タンパク質	カリウム	リン	食塩相当量
0.9g	130mg	15mg	0g

種実

アーモンド(いったもの)

100g

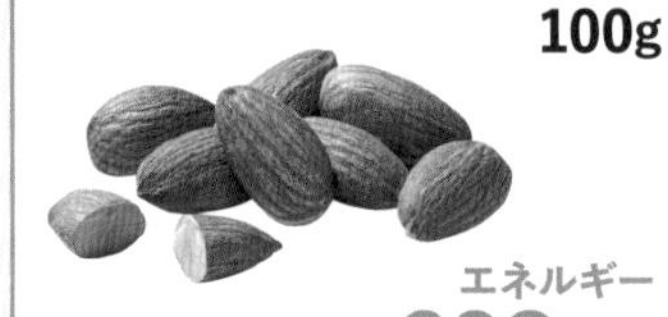

エネルギー 608kcal

タンパク質	カリウム	リン	食塩相当量
(19.0)g	740mg	480mg	0g

ごま(いったもの)

エネルギー 605kcal　100g

タンパク質	カリウム	リン	食塩相当量
19.6g	410mg	560mg	0g

落花生(いったもの)

エネルギー 613kcal　100g

タンパク質	カリウム	リン	食塩相当量
23.6g	760mg	390mg	0g

調味料、油脂

濃口しょうゆ

エネルギー 14kcal　大さじ1(18g)

タンパク質	カリウム	リン	食塩相当量
1.1g	70mg	29mg	2.6g

みそ(淡色辛みそ)

エネルギー 33kcal　大さじ1(18g)

タンパク質	カリウム	リン	食塩相当量
2.0g	68mg	31mg	2.2g

トマトケチャップ

エネルギー 19kcal　大さじ1(18g)

タンパク質	カリウム	リン	食塩相当量
0.2g	68mg	6mg	0.6g

ウスターソース

エネルギー 21kcal　大さじ1(18g)

タンパク質	カリウム	リン	食塩相当量
0.1g	34mg	2mg	1.5g

主な食品・食材の栄養成分一覧

果物／種実／調味料、油脂／アルコール、ドリンク／菓子

食品	エネルギー	分量	タンパク質	カリウム	リン	食塩相当量
カステラ	313kcal	100g	(6.5)g	(86)mg	(85)mg	(0.2)g
しょうゆせんべい	368kcal	100g	(6.3)g	(130)mg	(120)mg	(1.3)g
どら焼き(こしあん)	282kcal	100g	(6.0)g	(61)mg	(65)mg	(0.3)g
シュークリーム	211kcal	100g	(5.5)g	(120)mg	(150)mg	(0.2)g
ショートケーキ(いちご)	314kcal	100g	(6.3)g	(120)mg	(100)mg	(0.2)g
カスタードプリン	116kcal	100g	(5.3)g	(130)mg	(110)mg	(0.2)g
クリームパン	286kcal	100g	(6.7)g	(120)mg	(110)mg	(0.4)g
ドーナツ	379kcal	100g	(6.4)g	(110)mg	(73)mg	(0.8)g
ワイン(赤)	68kcal	100g	0.2g	110mg	13mg	0g
ワイン(白)	75kcal	100g	0.1g	60mg	12mg	0g
焼酎(アルコール 25%)	144kcal	100g	0	未測定	未測定	未測定
ウイスキー	234kcal	100g	0g	1mg	微量	0g
野菜ミックスジュース	21kcal	100g	0.8g	230mg	19mg	0g
コーラ	46kcal	100g	0.1g	微量	11mg	0g

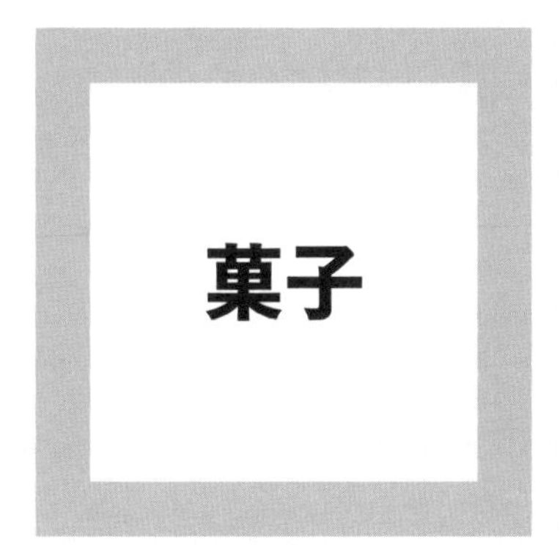

食品	エネルギー	分量	タンパク質	カリウム	リン	食塩相当量
マヨネーズ(卵黄型)	80kcal	大さじ1(12g)	0.3g	3mg	9mg	0.2g
植物油	106kcal	大さじ1(12g)	0g	微量	微量	0g
マーガリン(有塩／家庭用)	86kcal	大さじ1(12g)	0g	3mg	2mg	0.2g
有塩バター	84kcal	大さじ1(12g)	0.1g	3mg	2mg	0.2g

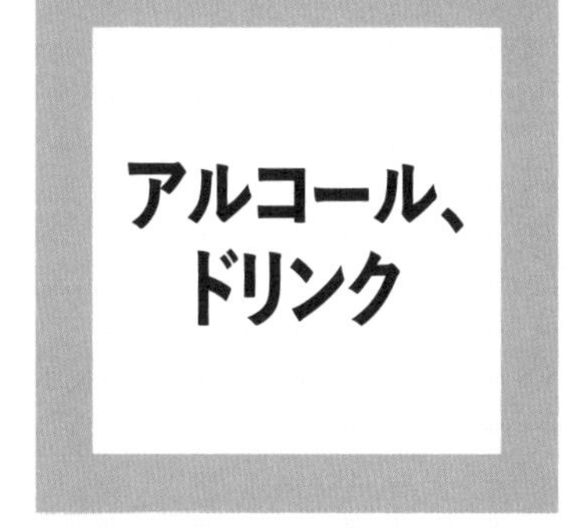

食品	エネルギー	分量	タンパク質	カリウム	リン	食塩相当量
日本酒	107kcal	100g	0.3g	5mg	7mg	0g
ビール	39kcal	100g	0.2g	34mg	15mg	0g

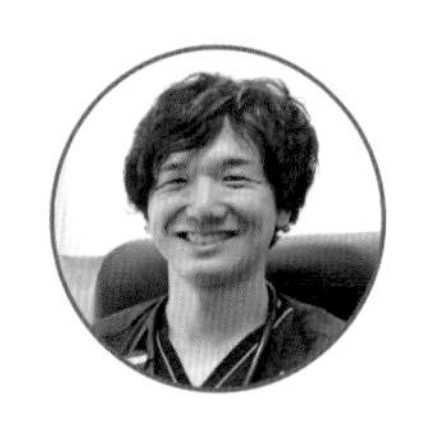

監修
森 維久郎（もり・いくろう）
赤羽もりクリニック院長。三重大学医学部卒業後、東京医療センター、千葉東病院に在籍。腎臓専門医。腎臓病の予防に特化したクリニックを2020年に開院。年間2000人以上の新患を含む延べ16000件以上の診療を行っている。インターネットや YouTube を通じて腎臓病の啓発活動を日々行っている。

●赤羽もりクリニック
東京都北区にある腎臓病、糖尿病、生活習慣病を専門とした重症化予防のクリニック。専門的な検査が行える設備を揃え、「検査」と「相談」に力を入れている。専門医のほか、管理栄養士が在籍。治療をはじめ、食事や生活の指導、相談にも応じている。2024 年 3 月1日、「赤羽もり内科・腎臓内科」から、現在の名称に変更。
東京都北区赤羽2－4－5　JR 赤羽駅 東口から徒歩4分
https://akabanejinzonaika.com/

じんぞうの学校

大城戸寿子（おおきど・ひさこ）
管理栄養士。腎臓病療養指導士、女子栄養大学卒業。赤羽もりクリニックに勤務。おもに腎臓病患者向けの栄養指導を担当。栄養指導外では糖尿病・腎臓病の重症化予防のための講座（セミナー）講師、看護専門学校の講師として栄養学の講義を担当している。森 維久郎氏との共著に、『腎臓病とわかったら最初に読む食事の本』（家の光協会）、『赤羽もり内科・腎臓内科式　腎臓病のレシピの教科書』（女子栄養大学出版部）がある。

協力　斎藤加奈子、杉山 智

本書に関するお問い合わせは、書名・発行日・該当ページを明記の上、下記のいずれかの方法にてお送りください。電話でのお問い合わせはお受けしておりません。
・ナツメ社webサイトの問い合わせフォーム
https://www.natsume.co.jp/contact
・FAX（03-3291-1305）
・郵送（下記、ナツメ出版企画株式会社宛て）
なお、回答までに日にちをいただく場合があります。正誤のお問い合わせ以外の書籍内容に関する解説・個別の相談は行っておりません。あらかじめご了承ください。

ナツメ社Webサイト
https://www.natsume.co.jp
書籍の最新情報（正誤情報を含む）はナツメ社Webサイトをご覧ください。

専門医が教える！
腎機能を守る食べ方・運動・生活習慣

2024年4月4日　初版発行

監修者　森 維久郎
発行者　田村正隆

発行所　株式会社ナツメ社
東京都千代田区神田神保町 1-52　ナツメ社ビル1F（〒101-0051）
電話　03（3291）1257（代表）　FAX　03（3291）5761
振替　00130-1-58661
制　作　ナツメ出版企画株式会社
東京都千代田区神田神保町 1-52　ナツメ社ビル3F（〒101-0051）
電話　03（3295）3921（代表）
印刷所　ラン印刷所

ISBN 978－4－8163－7530－9
Printed in Japan